全国高等学校“十二五”医学规划教材
医学教育改革教材
（供医学检验专业用）

临床生物化学检验
Linchuang Shengwu Huaxue Jianyan
实验指导
Shiyan Zhidao

主　编　郑铁生　林雪松
副主编　姜旭淦　陈　安
编　者　（以姓氏笔画为序）
马　洁（江苏大学）
王会岩（吉林医药学院）
刘雪平（天津医科大学）
李洪春（徐州医学院）
张　琼（新疆医科大学）
陈　安（第三军医大学）
郑铁生（江苏大学）
林雪松（哈尔滨医科大学）
姜旭淦（江苏大学）
袁永强（重庆医科大学）
曹珮华（西安医学院）
曾小莉（首都医科大学）
秘　书　马　洁

高等教育出版社·北京
HIGHER EDUCATION PRESS BEIJING

内容介绍

本书是配合《临床生物化学检验》开展实践性教学的指导书，以检验技术为主线，设计构建了临床生物化学检验基本技能性实验、综合应用性实验和设计创新性实验三大实验模块。全书分四章，共28组37项实验。实验内容兼顾不同院校的教学条件，另配有与本书配套使用的内容丰富、先进实用的网络教学资源。

本书可供高等医药院校医学检验专业本科、专科和成人教育（专升本）学生使用，也可供从事临床检验工作和医学研究的技术人员参考。

图书在版编目（CIP）数据

临床生物化学检验实验指导/郑铁生，林雪松主编.
—北京：高等教育出版社，2012.5（2015.5重印）
供医学检验专业用
ISBN 978-7-04-034985-6
Ⅰ.①临… Ⅱ.①郑…②林… Ⅲ.①生物化学-医学检验-医学院校-教材 Ⅳ.①R446.1
中国版本图书馆CIP数据核字（2012）第068580号

策划编辑 孙葵葵　　责任编辑 孙葵葵　　特约编辑 宣慧娟　　封面设计 于文燕
责任印制 韩 刚

出版发行	高等教育出版社	咨询电话	400-810-0598
社　　址	北京市西城区德外大街4号	网　　址	http://www.hep.edu.cn
邮政编码	100120		http://www.hep.com.cn
印　　刷	涿州市星河印刷有限公司	网上订购	http://www.landraco.com
开　　本	787mm×1092mm　1/16		http://www.landraco.com.cn
印　　张	8.75	版　　次	2012年5月第1版
字　　数	200千字	印　　次	2015年5月第3次印刷
购书热线	010-58581118	定　　价	19.00元

本书如有缺页、倒页、脱页等质量问题，请到所购图书销售部门联系调换

版权所有　侵权必究

物 料 号　34985-00

数字课程

临床生物化学检验实验指导

登录以获取更多学习资源！

登录方法：

1. 访问 http://res.hep.com.cn/34985
2. 输入数字课程账号（见封底明码）、密码
3. 点击“LOGIN”、“进入 4A”
4. 进入学习中心

账号自登录之日起一年内有效，过期作废。
使用本账号如有任何问题，
请发邮件至：medicine@pub.hep.cn

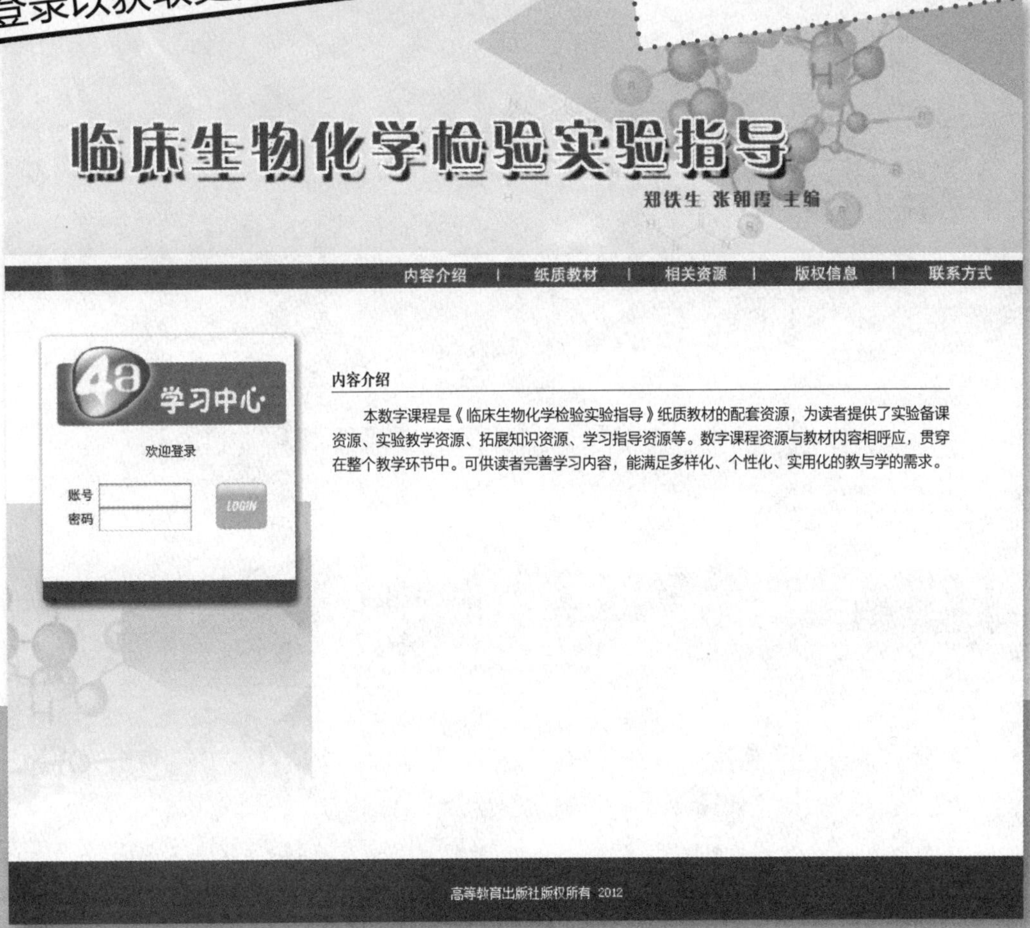

http://res.hep.com.cn/34985

前言

本实验指导是根据《教育部关于“十二五”普通高等教育本科教材建设的若干意见》(教高〔2011〕5号)文件关于“加强实践性教材建设”的精神,编写配合理论教学,开展实践性教学的指导教材。编写的指导思想是:以临床生物化学检验技术为主线,注重培养科学态度严谨、实践能力强、综合应用能力强、开拓创新能力强的高等医学检验人才。

本教材设计构建了临床生物化学检验基本技能性、综合应用性和设计创新性三大实验模块。所选实验项目,应用性强、技术性高、代表性好;能举一反三、循序渐进,以便在有限的实验教学时间内达到较好的教学效果。实践环节:一是学习掌握临床生物化学检验实验室的基本知识,以提高实验安全意识,掌握实验试剂、器材的选择、使用、维护与管理知识,为作好实验打基础;二是开设基本技能性实验,主要学习和掌握本课程的基本技术、基本操作和基本技能;三是开设综合应用性实验,培养学生运用所学知识综合分析问题、解决问题和从事临床生物化学检验实际工作的能力;四是指导学生进行设计创新性实验,以培养学生的思维能力和开拓创新的能力。

本教材分设四章,共28组37项实验。实验内容兼顾不同院校的教学条件,供各校选择。每项实验前设有【实验项目背景】,实验后有【实验结果与处理建议】,以便学生了解实验的前因后果,拓展思维,训练学生未来处理异常实验报告的能力。书后附有4个附录和主要参考文献,以便查用。

在配套的数字实验教材中,着重在指标测定的方法学评价和临床应用上进行了深入拓展,对实验的反应原理全部用化学反应方程式来表达,并吸纳了反映本学科前沿知识、新技术和新进展。在配套的网络教材中,开发了一套与本教材各实验内容同步使用的网络教学资源系统,资源框架贯穿在整个教学环节中。内容丰富,形式多样,能满足多样化、个性化、实用化的教与学的需求。

本教材可供高等医药院校医学检验专业本科生和成人教育(专升本)学生使用,也可供从事临床检验工作和医学研究的技术人员参考使用。

在本教材编写中,得到了高等教育出版社医学分社领导的指导,得到了江苏大学等全国28所高等医药院校的热情关心和支持,在此表示衷心的感谢。

本教材由长期从事临床生物化学检验教学和临床实践工作的专家教授共同编写,但由于水平有限,肯定有许多不足之处,敬请同行专家和读者提出宝贵意见和建议,以便再版时修改完善。

郑铁生

2012年元月

目录

第一章 临床生物化学检验实验室基本技术

临床生物化学检验是医学检验专业的一门主干课程，其临床实践活动主要是在实验室里进行。因此本章将首先介绍与之相关的实验室安全知识、常用实验器材的使用、实验用水质量要求、实验试剂的选择和实验技术原理与应用。以便学生熟悉基本的实验室工作规则，为后续章节的学习和实验奠定基础。

一、实验室安全知识

临床生物化学检验实验操作者经常直接或间接接触毒性很强，或有腐蚀性，或易燃易爆的化学药品和各种生物样品，使用到煤气、电等高温电热设备和易碎的玻璃器材及瓷质器皿，因此必须十分重视安全防范工作，以防造成环境污染和危害身体健康。实验室安全防护除了要遵循一般要求外，还要重视生物安全、化学安全和消防安全等。

（一）实验室安全的一般要求

在实验工作区：①禁止吸烟。②禁止放置食物、饮料及类似存在有潜在的从手到口的接触途径的其他物质，禁止用实验用冰箱储藏食物。③处理腐蚀性或毒性物质时，必须使用安全镜、面罩或其他的眼睛和面部防护用品。④应穿隔离服（白大衣），服装还应符合实验要求。⑤应穿着舒适、防滑并能保护整个脚面的鞋。⑥头发不可下垂，避免与被污染物质接触或卷入机器。不可留长胡须。⑦由实验工作区进入非污染区要洗手。接触污染物时要立即洗手。⑧及时清理实验垃圾，保持实验台面的整洁和环境清洁。

（二）生物安全

实验室生物安全是描述那些用以防止发生病原体或毒素无意中暴露及意外释放的防护原则、技术以及实践。生物安全贯穿于实验的整个过程，从取样到所有潜在危险材料的处理。生物安全的保护对象包括自己、同事、社区和环境。

临床生物化学检验实验涉及的生物安全等级多为一级，进行实验用的物质是已知的、所有特性都已清楚，操作人员经过基本的实验室知识培训和指导，才可在开放的实验台面上进行，不需要有特殊需求的安全保护措施。

临床生物化学检验常用的人体标本有血液、尿液、胸水、腹水和脑脊液等，这些来自临床的标本是潜在的生物传染源，在实验操作过程中应加以防范。采血用注射器、棉球等物品应放置在指定容器内，切勿随意丢弃。应使用指定的容器存放标本，严防污染，避免与身体接触。如不慎沾污皮肤、衣物或实验台面，应及时清洗和消毒。若皮肤意外接触到血液、体液或其他化学物质时，应立即用肥皂和流动水冲洗，并及时到急诊室就诊，请专科医生诊治。棉质工作服、衣物有明显污染时，可随时用有效氯 500 mg/L 的消毒液，浸泡 30～60 min，然后冲洗干净。实验台面若被明显污染，用 1 000～2 000 mg/L 有效氯溶液撒于污染表面，并使消毒液浸过污染表面，保持 30～60 min，再擦除，拖把或抹布用后浸于上述消毒液内 1 h。

实验完毕，剩余的血标本以及使用过的一次性器材由专人负责，按规定程序消毒和处理；并以消毒液浸泡、流水冲洗双手。其他感染性废物和器材应放置在指定容器内，按照生物安全实验室管理技术规范处置程序进行消毒、隔离、包装、转运和保存。

（三）化学安全

临床生化检验实验过程中，经常涉及许多化学试剂，应特别注意以下几点：①使用强酸、强碱时，必须戴防护手套小心地操作，防止溅出。量取这些试剂时，若不慎将其溅到实验台或地面上，必须及时用湿抹布擦洗干净。强碱（如氢氧化钠，氢氧化钾）接触皮肤时，要先用大量自来水冲洗，再用 2%或 5%乙酸溶液涂洗。强酸、溴等触及皮肤时，立即用大量自来水冲洗，再以 5%碳酸氢钠溶液或 5%氢氧化铵溶液洗涤。酚类接触皮肤，应首先用大量的水清洗，再用肥皂和水洗涤，忌用乙醇。②使用可燃物，特别是易燃物（如乙醚、丙酮、乙醇、苯、金属钠等）时，应避免靠近火焰。低沸点的有机溶剂禁止在火上直接加热，只能在水浴上利用回流冷凝管加热或蒸馏。③实验产生的废液应倒入指定容器内，尤其是强酸和强碱不能直接倒在水槽中，应由专人负责处理。④有毒物品应按实验室的规定办理审批手续后领取，使用时严格操作，用后妥善处理。

（四）消防安全

进入实验室开始实验前，应了解煤气总阀门、水阀门及电闸所在处。离开实验室时，一定要将室内检查一遍，将水、电、煤气的开关关好。在实验室内：①严禁吸烟，严禁私自使用电炉取暖。②使用电器设备（如烘箱、恒温水浴锅、离心机、电炉等）时，严防触电。绝不可用湿手或在眼睛旁视时开关电闸和电器开关。操作前用试电笔检查电器设备是否漏电，凡是漏电的仪器，一律不能使用。③对易燃易爆、有毒药品使用过程中严格执行操作规程，注意安全，采取好防患措施，防止意外事故的发生。使用电炉、酒精灯等要远离化学易燃物品。如果不慎倾出了相当量的易燃液体，则应立即关闭室内所有的火源和电加热器，开启窗户通风，用毛巾或抹布擦拭洒出的液体，并将液体拧到大的容器中，然后再倒入带塞的玻璃瓶中。④易燃和易爆炸物质的残渣（如金属钠、白磷、火柴头）不得倒入污物桶或水槽中，应收集在指定的容器内。

在实验过程中一旦发生了火灾应保持镇静。首先立即切断室内一切火源和电源，然后根据具体情况正确地进行抢救和灭火。小范围起火时，应立即用湿布扑灭明火，并切断电源，关闭可燃气体。易燃液体和固体着火时，应根据燃烧物质的性质，采用不同的灭火剂。范围较大的火情，应用消防砂或干粉灭火机扑灭，并应及时报警。

二、实验用水

水是常用的溶剂，天然水中含有电解质、有机物、颗粒物、微生物和溶解气体等许多杂质，经简单的物理、化学方法处理，除去悬浮物质和部分无机盐即得到自来水。天然水和自来水经蒸馏、电渗析等处理，除去杂质，即成实验用纯水。

（一）实验用纯水的制备方法

1. 蒸馏法　利用水与杂质的沸点不同，将自来水（或天然水）在蒸馏器中加热汽化，然后冷凝水蒸气即得蒸馏水。按蒸馏次数可分为一次、二次和多次蒸馏法。蒸馏水是实验室中常用的较为纯净的洗涤剂和溶剂，可以满足普通分析实验室的用水要求。蒸馏法制水耗能大，冷却水消耗亦多，同时需注意管道的清洁。蒸馏水在25℃时其电阻率为1×10^5 Ω/cm左右。

2. 离子交换法　当水流过装有离子交换树脂的交换器时，水中的杂质离子通过离子交换柱（内装阴、阳离子交换树脂）被除去的方法称离子交换法。

离子交换树脂是人工合成的带有交换活性基团的多孔网状结构的高分子化合物，在网状结构的骨架上，含有许多可与溶液中的离子起交换作用的“活性基团”。根据树脂可交换活性基团的不同，离子交换树脂被分为阳离子交换树脂和阴离子交换树脂两大类。当水通过阳离子交换树脂时，水中的N^+、Ca^{2+}等阳离子与树脂中的活性基团（H^+）发生交换；当水通过阴离子交换树脂时，水中的Cl^-、SO_4^{2-}等阴离子与树脂中的活性基团（OH^-）发生交换。所以离子交换法制备纯水时的过程是水中的杂质离子先通过扩散进入树脂颗粒内部，再与树脂的活性基团中的H^+和OH^-发生交换的过程。

离子交换法主要有两种制备方式：①复床式，即按阳床-阴床-阳床-阴床-混合床的方式连接并产生去离子水，便于树脂再生；②混床式（2～5级串联不等），去离子效果好，但再生不方便。

由于树脂是多孔网状结构，具有很强的吸附能力，可以同时除去电中性杂质，又因交换柱本身就是一个很好的过滤器，所以颗粒杂质可以一同除去。本法得到的去离子水纯度较高，25℃时电阻率达5×10^6 Ω/cm以上。

3. 电渗析法　该法是将自来水通过电渗析器，在外加直流电场的作用下，利用阴、阳离子交换膜分别选择性地允许阴、阳离子透过，使一部分离子透过离子交换膜迁移到另一部分水中去，从而实现一部分水纯化的方法。电渗析器主要由离子交换膜、隔板、电极等组成。离子交换膜是整个电渗析器的关键部分，是由具有离子交换性能的高分子材料制成的薄膜。阳离子交换膜（阳膜）只允许阳离子通过，阴离子交换膜（阴膜）只允许阴离子通过。电渗析水的电阻率一般在10^4～10^5 Ω/cm。本法适用于处理含有离子杂质较多的水，如海水淡化。

4. 反渗透法　它是一种利用反渗透膜除去无机盐、有机物（相对分子质量＜500）、细菌、病毒等的技术，产出水的电阻率能较原水的电阻率升高近10倍。常用的反渗透膜有醋酸纤维素膜、聚酰胺膜和聚砜膜等，膜的孔径为0.000 1～0.001 μm。

5. 活性炭吸附法　活性炭吸附法是采用装有活性炭柱来处理自来水，除去有机物的方法。活性炭是广谱吸附剂，可吸附气体成分、细菌和某些过渡金属等。该法作为各种制备纯水配套的一种措施。

6. 纯水器系统　目前多采用本法制备纯水，纯水器是有效地把纯化水技术的工作原理集中在一台纯水机上，其基本装置包括机械过滤、活性炭吸附、反渗透膜过滤、紫外线消解、离子交换单元和0.20～0.45 μm滤膜过滤。

（二）实验用纯水的贮存方法

在实际工作中，应重视纯水的贮存、运输和使用过程，防止使纯水等级下降。一般选用聚乙烯或聚丙烯桶（瓶）贮存，贮存时间不宜太长。使用时应避免一切可能的污染，切勿用手接触纯水或容器内壁。

（三）实验用纯水的质量要求和水质检测

1. 实验用纯水标准　水的质量好坏直接影响试剂的质量，也会影响检测结果的准确性和精密度。1987年国际标准化组织(International Organization for Standardization,ISO)制定了纯水标准,将纯水分为三个级别(表1-1)。1992年中国国家技术监督局批准实施的《分析实验室用水规格和试验方法》(GB6682—92)主要参数见表1-2。

表1-1 国际标准化组织纯水标准(ISO 3696:1987)

指标	Ⅰ级	Ⅱ级	Ⅲ级
pH(25℃)	—	—	5.0～7.5
最大电导率(μS/cm,25℃)	0.1	1.0	5.0
蒸发残渣(mg/kg,110℃)≤	—	1.0	2.0
最大吸光度(254 nm,1 cm比色皿)	0.001	0.01	—
SiO_2 最大含量(mg/L)	0.01	0.02	—
最大耗氧量(mg/L)	—	0.08	0.4

表1-2 分析实验室用水规格标准(中国国家技术监督局GB6682—92)

级别	Ⅰ级	Ⅱ级	Ⅲ级
外观(目视观察)	无色透明	无色透明	无色透明
pH(25℃)	—	—	5.0～7.5
电导率(mS/m,25℃)≤	0.01	0.10	0.50
比电阻(MΩ·cm,25℃)≥	10	1	0.2
可溶性硅(以 SiO_2 计,mg/L)<	0.01	0.02	—
吸光度(254 nm,1 cm光程)≤	0.001	0.01	—
可氧化物质(以O计,mg/L)	—	0.08	0.4
蒸发残渣(mg/L,105℃±2℃)≤	—	1.0	2.0

2. 实验用纯水的使用与用途 美国病理学家协会(College of American Pathologists,CAP)和美国临床实验室标准化委员会(National Committee for Clinical Laboratory Standards,NCCLS)规定的实验用纯水用途见表1-3。不同等级纯水在临床实验室的用途不一,一般选用Ⅱ级水,特殊实验如酶活性测定、电解质分析等应选用Ⅰ级水,Ⅲ级水用于仪器、器皿的自来水清洁后冲洗。

表1-3 NCCLS、CAP规定的等级纯水的用途

级别		用途
NCCLS	Ⅰ	原子吸收、火焰光度、电解质、荧光、酶、高灵敏度层析、电泳、参比液、缓冲液
	Ⅱ	一般实验室检验,玻璃器皿冲洗
	Ⅲ	玻璃器皿洗涤,要求不高的定性试验
CAP	Ⅰ	原子吸收、火焰光度、酶、血气及pH、电解质、无机元素、缓冲液、参比液
	Ⅱ	一般实验室检验,血液学、血清、微生物检验等
	Ⅲ	普通定性测定、尿液检验、组织切片、寄生虫、器皿洗涤

3. 水的纯度检查 水的纯度检查首先用电导率仪测定其电导率或电阻率,然后可用特定试

剂分别检测水中可溶性硅、Ca^{2+}、Mg^{2+}、Cl^-、SO_4^{2-} 等成分的含量。

（1）电阻率：用电导仪或兆欧表测定。用电导仪测得电导率，与电阻率可进行换算。电导是电阻的倒数，单位为西门子(S)，即 $1\ S=1\ \Omega^{-1}$；每厘米长的电导为电导率(S/cm)。电导仪表头读数单位为 μS/cm，$1\ \mu S/cm=1\times10^{-6}\ S/cm$，即当电导仪读数为1时，其电阻率为 $1\times10^{6}\ \Omega(1\ M\Omega)/cm$。

（2）可溶性硅定性检验方法：纯水10 mL加入1%的钼酸溶液15滴，草酸硫酸混合液（4%草酸1份加4 mol/L H_2SO_4 3份）8滴，摇匀，置室温10 min，滴加1%硫酸亚铁溶液5滴摇匀，以不显蓝色为合格（≤0.05 mg/L）。

三、实验试剂选择、使用与管理

临床生物化学检验实验中，经常需要采购试剂和试剂盒、配制实验试剂，检验人员应熟悉化学试剂的品级规格及其用途，熟悉试剂盒的选择原则，以便在实际工作中能正确选用。

（一）化学试剂规格要求

化学试剂是指为实现化学反应而使用的化学药品。我国参照进口化学试剂的质量标准，对通用试剂制定四种常用规格，即一级试剂（即保证试剂，guarantee reagent，GR，一般瓶上用绿色标签）、二级试剂（即分析纯试剂，analytical reagent，AR，一般瓶上用红色标签），三级化学纯试剂（即化学纯试剂，chemical pure，CP，一般瓶上用深蓝色标签），四级实验试剂（即实验试剂，laboratory reagent，LR，一般瓶上用黄色标签）。对特殊用途的试剂另作规定，如用于色谱分析试剂为色谱纯试剂。化学试剂的品级、纯度和用途见表1-4。

表1-4　一般化学试剂的品级、纯度和用途

品级	一级试剂	二级试剂	三级试剂	四级试剂
国内标准	优级纯（保证试剂） GR 绿色标签	分析纯（分析试剂） AR 红色标签	化学纯 CP 蓝色标签	实验试剂 LR 黄色标签
国外标准	AR	CP	LAP	
	纯度高、杂质含量低，适用于研究和配制标准液	纯度较高、杂质含量较低，适于定性和定量分析	质量略低于二级试剂，用途近二级试剂	纯度较低，用于一般定性实验

（二）化学试剂的选用

1. 化学试剂的选用原则　实验中选择何种品级试剂，应根据检验方法的要求及样品中被测物含量来决定，应把试剂的选用标准和要求与方法的精密度和灵敏度结合起来加以考虑。干扰因素较多、含微量被测物的样品测定时，必须选用品级、纯度较高试剂。例如，微量元素测定必须用一级试剂；作标准物的试剂须选用品级高的试剂；一般的定性检验可选用实验试剂。一般来说，试剂纯度越高，由试剂引起的误差就越小。

2. 化学试剂选用使用的注意事项

（1）核对瓶签：所用试剂必须有瓶签，应核对品级、纯度、含有成分的百分率和不纯物（杂质）的最高数据及化学分子式。

（2）观察试剂性状有无变质：有些化合物本身不稳定，经过长期贮存会逐渐发生分解、氧化、还原、聚合、升华、蒸发、沉淀析出等变化。一旦出现混浊、沉淀、颜色改变等，一般不再使用，应弃之。有的可重新蒸馏纯化后再用。

（三）实验试剂的配制与管理

试剂配制分为两大类：一类是直接配制法，适用于标准溶液和一般溶液配制；另一类是间接配制法，适用于不易恒重的固体试剂和含量不准的液体试剂，即先配出大约浓度的溶液，再用标准溶液标定出准确的浓度，如酸碱溶液、$KMnO_4$ 溶液、$Na_2S_2O_3$ 溶液的配制。试剂配制与管理有一定的要求和使用原则。

1. 登记　建立试剂登记与双查双签制度。配制者应在试剂登记簿上登记配制试剂的配方，配方应体现原试剂级别、浓度、pH、加入先后顺序、配制方法及配制总量等，要求计算准确，固体试剂和液体试剂应以瓶签所注明的化学式、相对密度和百分含量作为计算组成量的依据。配制总量应根据其工作量与试剂保存期限来确定。最后由另一人核对并双人签名。

2. 试剂恒重　部分化学试剂在存放过程中会吸收空气中的水分，用适当的方法除去吸收的水分，使试剂恢复到吸潮前的状态，这一过程称为恒重。需要恒重的试剂在使用前必须进行恒重，应注意不同试剂的恒重方法不尽相同。

3. 试剂的纯化与称量　部分试剂本身纯度不够，或在贮存过程中会发生氧化（如邻甲苯胺、胆红素等）、分解（如丙烯酰胺）、聚合（如甲叉双丙烯酰胺）等反应，使其变得不符合使用要求，需要在使用前对这些试剂进行一定的处理，使其纯度满足要求。试剂的称量是决定所配试剂浓度准确与否的关键一环，称量必须准确。一般固体试剂称取，应采用称量瓶、玻璃纸等盛放试剂；对易潮解、易挥发的试剂称量应迅速；标准物需用万分之一天平称取。

4. 溶剂　试剂配制中的溶剂一般为蒸馏水或去离子水，特殊试剂或非水为溶剂的试剂应注明清楚。蒸馏水的水质（即外观、pH、氯化物及硫酸盐等指标）必须符合规定。配制一些特殊要求的试剂时，所用的蒸馏水还需作特殊处理，如微量元素测定用水必须经双重蒸馏，血氨测定要用无氨蒸馏水。

试剂配好后要在试剂瓶上写明名称、浓度、配制时间，必要时还应注明用途、用量。

5. 试剂的保管　为了保证试剂质量，延长试剂有效期，科学存放试剂至关重要。妥善保管试剂具有两方面含义，一是保证安全，如剧毒、麻醉、易燃、易爆、腐蚀品等的保管；二是保证质量，防止变质。保证安全主要在于加强责任心。保证质量、防止变质主要有如下措施：分类按顺序存放，强氧化剂和易燃品必须严格分开，挥发性酸或碱不能跟其他试剂混放；贮存于干燥冷暗处，一部分见光易分解的化学试剂要盛装在棕色瓶中，并注意避光；严密封盖，必要时加蜡封口，特别是易潮解吸湿、失水风化类试剂；需冷藏保存的试剂并非温度越低越好，应根据瓶签上标示的贮存温度分别置冰箱、冰盒或低温冰箱中。

（四）生化试剂盒的选择与使用

商品试剂与标准液按检测项目组合成一套放在一个包装盒内叫试剂盒（reagent kit）。在临床工作中，生化检验指标的检测多采用商品化的试剂盒，同一项目可有多厂家生产的产品供检验人员选择。

1. 生化检验试剂盒的类型　临床生化诊断试剂按剂型分类有液体型、粉剂型、片剂型，按试剂种类分类有单一试剂、双试剂、多试剂等。目前以液体型为主要剂型，其优点是试剂组分高度均一，瓶间差异小，测定重复性好和使用方便；无须加入任何辅助试剂及蒸馏水，避免了外源性水质对试剂的影响；性能较稳定，测定结果较为准确。缺点是保存时间较短，不便于运输。液体型试剂分为单试剂和双试剂。

（1）液体单试剂：将某种生化检验项目所用到的试剂科学地混合在一起，组成为一种试剂即为液体单试剂。应用时，只需将标本和试剂按一定比例混合，即可进行相应的生化反应，然后用适当的方法检测结果。具有操作简便快速、测定结果可靠等优点。但对有些生化检验项目来说，存在抗干扰能力差的缺点，给测定结果带来相当大的分析误差。例如，三酰甘油测定的一步法试剂，由于未消除样品中的游离甘油，使测定结果中包括了内源性甘油（平均约为 0.11 mmol/L），会给三酰甘油的测定值带来较大的误差。类似的情况还见于维生素 C、尿酸和胆红素对 Trinder 反应的干扰，内外源性 NH_4^+ 对尿素酶法测定的干扰，以及内源性丙酮酸对 ALT、AST 测定的干扰等。

（2）液体双试剂：液体双试剂就是将生化检测项目所用到的试剂，按用途科学地分成两类，分别配成两种试剂，第一试剂加入后可起到全部或部分消除某些内源性干扰的作用，第二试剂为启动被检测物质反应的试剂，两种试剂混合后才共同完成被检项目的生化反应。它保持了单试剂的优点，增强了抗干扰能力和试剂的稳定性，提高了测定结果的准确性。

2. 选购试剂盒的要求和注意事项

（1）选购试剂盒的一般要求：①所采用的测定方法特异性好，灵敏度、准确度、精密度符合卫生部临床检验中心、IFCC、WHO 等推荐的方法性能。②试剂盒的贮存期应尽可能长。③水溶性、低黏性、无腐蚀、无毒害、不爆炸、不易燃、不污染环境。④所用标准品或标准参考物符合卫生部临床检验中心、IFCC、WHO 推荐的标准和要求。

（2）选购试剂盒的注意事项：①首先要仔细阅读试剂盒的说明书，对试剂盒选用方法有所了解。对试剂盒的组成、方法性能指标加以分析，是用于手工操作，还是用于自动分析仪。如属于后者，其实验参数是否与本单位自动分析仪的实验参数相符。②有无卫生部的批准文号。凡已列入卫生部临床检验体外诊断试剂审批管理范围的试剂盒，没有生产批准文号的，不应使用。对有生产批准文号者，也需考察生产厂家的信誉。③对试剂盒的包装、理学性能、方法学性能指标进行考察和检测，并经实际应用证实符合说明书规定及本室实验要求者方可选购。④根据本单位的日工作量、分析仪试剂用量、试剂复溶后 4℃稳定期等因素综合分析，应选购合适包装、近期出厂的产品。⑤注意季节对试剂质量的影响。一般在气温较低的季节购买试剂，防止试剂盒在运输途中变质。

四、常用实验器材的使用和维护

临床生物化学检验实验常用器材包括玻璃器皿、加样器、水浴箱、离心机等。掌握这些常用器材的正确使用和维护方法，对保证实验结果的准确性至关重要。

（一）玻璃器皿的清洗、使用

1. 玻璃器皿的分类　玻璃器皿分为容器类和量器类。容器类玻璃器皿为常温或加热条件下物质的反应容器和贮存容器，包括试管、烧杯、锥形瓶、滴瓶、漏斗等。量器类玻璃器皿用于计量溶液体积，包括量筒、移液管、吸量管、容量瓶、滴定管等。

2. 普通玻璃器皿的清洗　根据实验目的不同，清洗液的种类和配置方法也不同，冲洗方法也不同。

(1) 新购玻璃器皿的清洗:新购的玻璃器皿表面常附着有游离的碱性物质,可按照下列程序清洗:①选用大小合适的毛刷,用肥皂水(或去污粉)洗刷内外表面(内壁用旋转手法刷洗);②用自来水冲洗至容器壁不挂水珠;③在1%～2%盐酸溶液中浸泡过夜(不少于4 h);④用流水冲洗干净;⑤用蒸馏水冲洗2～3次;⑥在100～130℃烘箱内烤干备用。

(2) 使用过的玻璃器皿的清洗:容器类玻璃器皿使用后应立即浸泡于清水中,以免沾污物质干涸。清洗时按照下列程序操作:①用自来水洗刷至无污物;②选用大小合适的毛刷沾取去污粉(掺入肥皂粉)刷洗器皿内外(内壁用旋转手法刷洗);③用自来水冲洗干净;④用蒸馏水冲洗2～3次;⑤烤干或倒置在清洁处,干后备用。

量器类玻璃器皿使用后应立即浸泡于凉水中,勿使沾染物质干涸。清洗时按照下列程序操作:①用流水冲洗,除去附着的试剂、蛋白质等物质;②晾干,在铬酸洗液中浸泡4～6 h(或过夜);③用自来水充分冲洗干净;④用蒸馏水冲洗2～4次,晾干备用。

(3) 清洁液的配制和使用:清洁液的配方有数种(表1-5),可按需要选用。

表1-5 清洁液的配方

配方	1	2	3
重铬酸钾(g)	80	50	200
粗浓硫酸(mL)	100	900	500
水(mL)	1 000	100	500

配制时,先将重铬酸钾溶于水中,加热助溶,待冷。然后将工业用浓硫酸缓慢加入上液中,边加边搅拌,切勿过快,以免产生高热使容器破裂。切忌把重铬酸钾溶液向硫酸中倾倒。配制时,根据用量选用烧杯或陶瓷缸做容器。因其吸水性较强,故应加盖贮存,盛放清洁液的容器应放置在无人走动的固定位置。

清洁液的腐蚀性强,使用时注意不要溅到皮肤和衣服上。如果清洁液的颜色逐渐变为绿色,表示效力降低,可再加入适量的重铬酸钾和浓硫酸,还可继续使用;如已变成黑色,则不能再用。

清洁液适用于事先清洗过但未能洗净的玻璃器皿,但需在器皿干燥后浸泡。未清洗或未消毒的器皿不要直接浸泡于清洁液中,否则会使清洁液迅速失效,降低洗涤能力。

3. 普通玻璃器皿的使用

(1) 量筒:量筒是实验中常用的度量液体的量器,用于不太精密的液体计量,用充量表示。量筒不能用作反应容器,不能装热的液体,更不可对其加热。

使用时根据需要选用各种不同容量规格的量筒。例如量取8 mL液体时,应选用10 mL量筒(测量误差为±0.1 mL);如果选用100 mL量筒量取8 mL液体体积,则至少有±1 mL的误差。

读取量筒刻度值时,一定要使视线与量筒内液面(半月形弯曲面)的最低点处于同一水平线上,否则会增加体积的测量误差。

(2) 容量瓶:容量瓶主要是用于把精密称量的物质配制成准确浓度的溶液,或是将准确容积及浓度的浓溶液稀释成准确浓度及容积的稀溶液。

容量瓶是一种细颈梨形的平底瓶,瓶颈上有环形标线,表示在所指温度下(一般为20℃)液体充满至标线时的容积。常用的容量瓶有25 mL、50 mL、100 mL、250 mL、500 mL、1 000 mL

等规格。

容量瓶与瓶塞要配套使用，使用前应检查是否漏水。工作中不要一次性地将溶液加至刻度。不宜用容量瓶长期存放溶液。另外，容量瓶不能在烘箱中烘烤，不能以任何形式对其加热。

(3) 吸量管：吸量管是用于准确量取一定体积液体的量出式的玻璃量器，常用的吸量管有三类：奥氏吸量管、移液管和刻度吸量管。

刻度吸量管常用于量取 10 mL 以下任意体积的液体。每根吸量管上都有许多等分刻度，刻度标记有不同方式，常见的有全流出式和不完全流出式两种。全流出式吸量管的上端常标有“吹”字，刻度包括尖端部分，欲将所量取液体全部放出时，应将管尖的液体吹出。不完全流出式吸量管的刻度不包括吸量管的最下部分，使用时放液至相应的容量刻度线处即可。

近来为便于准确快速地选取所需的吸量管，国际标准化组织统一规定：在刻度吸量管的上方印上各种彩色环，不完全流出式在单环或双环上方再加印一条宽 1～1.5 mm 的同颜色彩环，其容积标志见表 1-6。

表 1-6 刻度吸量管的容积标志

标准容量(mL)	0.1	0.2	0.25	0.5	1	2	5	10	25	50
色标	红	黑	白	红	黄	黑	红	橘红	白	黑
环数	单	单	双	双	单	单	单	单	单	单

用吸量管移取溶液时，应规范操作。移取溶液时，用右手的大拇指和中指拿住管上方，无名指和小指分置吸量管前后协助固定，示指向上配合左手操作。吸量管下端插入溶液中 1～2 cm，左手用吸耳球慢慢将溶液吸入管内。当液面升高到刻度以上时，立即用右手的示指按住管口，将吸量管下口提出液面，管的末端靠在盛溶液器皿的内壁上，略放松示指，使液面平稳下降，直到溶液的弯月面与标线相切时，立即用示指压紧管口，使液体不再流出。取出移液管(吸量管)，以干净滤纸片擦去吸量管末端外部的溶液，然后插入承接溶液的器皿中，使管的末端靠在器皿内壁上。此时吸量管应垂直，承接的器皿倾斜，松开示指，让管内溶液自然地沿器壁流下，等待 10～15 s 后，拿出吸量管。

(4) 试管：常用规格为 10 mm×75 mm、13 mm×100 mm、15 mm×150 mm 等，用玻璃或塑料制成。试管规格和质量的选择依实验而定。现在实验室多使用化学清洁的一次性试管，以保证实验的质量。

(5) 烧杯：烧杯是用于盛放液体、加热和溶解试剂时常用的玻璃器皿，经常与容量瓶配合使用。使用时切勿用手接触其内壁，溶解或混匀试剂时可用玻璃棒轻轻搅拌助溶或助匀。烧杯内试剂倾入容量瓶时，注意多次冲洗烧杯，一并倾入容量瓶内。

(6) 漏斗：漏斗多用于过滤和收集沉淀物。在定量分析中，选用大小合适的滤纸，对角折叠两次后按 1∶3 分开放入漏斗内，纸的边缘不能超出漏斗上缘，滤纸的大小要与欲过滤液量相配，过大会使滤液回收量减少、所含成分浓缩从而影响实验的结果。

拓展知识 1-1

(二) 加样器的使用

加样器是精密量器，只能在特定的量程范围内使用，因此，使用时应选用量程合适的加样器。加样器下段为可装卸可更换的吸液嘴，用加样器上方的“推进按钮”定量采取液体。加样器有固定式和可调式两种。在使用可调式加样器时，需要用选择旋钮先将容量调至所需容量刻度上。固定式直接按下列步骤操作：①在吸液杆上安装与吸取量匹配的吸液嘴，套紧。②右手握住加样器，用拇指把“推进按钮”向下按到第一静止点（第一档位），将吸液嘴尖头浸入样品或溶液中 1～3 mm 深度，再缓缓放开“推进按钮”，使其返回原处，停留 1～2 s 后，将吸液嘴离开标本或溶液。③目测吸入液体体积是否合理，注意不要有气泡，拭干吸液嘴外部残液。④把吸液嘴尖头轻轻地接触容器内壁，成 15°～20°角倾斜，将“推进按钮”向下按到第一静止点（第一档位），停留 1～2 s，再将“推进按钮”向下按到第二静止点（第二档位），排出尖头中的残液。⑤使用完毕，按下卸吸液嘴按钮，退除吸液嘴，安装新的吸液嘴进行下一步操作。

加样器使用时，应注意以下事项：①避免将加样器直接与液体接触。不使用时，也应插上塑料吸液嘴，以免流体或杂质吸入管内，导致阻塞。吸液嘴与吸液杆的连接必须匹配密合。②吸液嘴在使用前须经湿化，即在正式吸液前将所吸溶液吸放 2～3 次。湿化前后实际容量和排出量均有显著差异。另外，有些新购的吸液嘴是经硅化过的，这有利于减少液体的吸附。③加样器每年应检验校准 2～3 次，以保证加样的准确性。

拓展知识 1－2

（三）水浴箱的使用

目前，实验室用水浴箱多为电热恒温水浴箱，加热方式多为“U”形浸入式电热管加热，温度控温采用数字式电子控温，读数直观准确，在使用范围内可任意调节。

1. 使用方法　①使用电热恒温水浴箱时必须先加水于水箱内，再接通电源。打开电源开关，电源指示灯亮表示电源接通。②将温度选择开关拨向设置端，调节温度选择旋钮，同时观察数显读数，设定所需的温度值（精确到 0.1℃）。③当设置温度值超过水温时，加热指示灯亮，表明加热器已开始工作。④在水温达到设置水温时，恒温指示灯亮，加热指示灯熄灭，此时加热器停止工作。

2. 注意事项　①箱外壳必须有效接地。②在未加水前，切勿开电源，以防止电热管内的电热丝烧坏。

（四）离心机的使用

离心机是利用离心力把溶液中的粒子进行分离的一种仪器。根据离心机转速的不同常将离心机分为普通离心机（最高转速 4 000 r/min）、高速离心机（最高转速 20 000 r/min）和超速离心机（最高转速 60 000 r/min 以上）。下面以普通离心机为例，说明离心机的使用方法。

使用离心机前，应先检查离心机转动状态是否平稳，以确定离心机性能，检查套管与离心管大小是否匹配，套管是否辅好软垫（用棉花或橡皮）。使用过的套管底部有无碎玻片或漏孔（碎玻片必须取出，漏孔必须修补好），检查合格后，每一对离心管放入一对套管中，然后连套管一起分置粗天平两侧，用滴管向较轻的一侧离心管与套管之间加水，直至天平两侧平衡为止。将各对已平衡的套管连同内容物放置于离心机内，两个等重的管必须放于对称位置。

放妥后，接通电源开关，逐步扭动转速旋钮，缓慢增加离心机转速，直至所需的转速即开始计时。到达规定时间后，仪器将自动归零。待离心机停稳后，将离心管和套管一同取出。

（五）分光光度计的使用

分光光度计的型号很多，下面以 722 型分光光度计为例说明其使用方法。

1. 722 型分光光度计的使用方法　①接通电源，打开开关（电源指示灯亮），开启暗箱盖，预热 20 min。②转动波长选择旋钮，根据测定溶液选择所需波长。③调节功能选择键使光标移动至"T"。④将待测溶液加入比色皿中，高度至比色皿 2/3 处。用擦镜纸擦干外部存留液体，使光学面对着光路，将比色皿放入比色架中。⑤拉动比色架，使空白管或调零管对向光路，按功能键"0%"至"T"等于"0"。⑥盖好暗箱盖，按功能键"100%"至"T"等于 100。⑦按功能选择键使光标移动到"A"，此时显示屏应显示为"0"。如不在"0"，重复⑤、⑥步骤。⑧拉动比色架，分别使标准管和测定管对向光路，分别记录吸光度值。⑨比色完毕，关闭电源，将干燥剂放入暗箱内，合上暗箱盖。⑩将液体倒入废液缸，以自来水冲洗比色皿 2 遍，再用蒸馏水冲洗 2 遍，倒置滤纸上以备再用。清理废纸及仪器台面。

2. 注意事项 ①分光光度计应精心维护，防震防潮，防腐蚀。操作中切勿将比色皿放在仪器表面。②比色皿的质量对比色结果影响很大，使用时应做好清洁工作，保持比色皿的光学面的透明度良好。操作过程中手持毛玻璃面，避免用粗糙的物品接触光学面。擦拭时应用专用擦镜纸轻轻擦拭。③比色时间应尽量缩短，以防光系统疲劳。如需连续使用，中间应适当使仪器光系统避光休息。

（六）半自动生化分析仪的使用

半自动生化分析仪是指在分析过程中的部分操作（如加样、保温、吸入比色、结果记录等）需手工完成，而另一部分操作则可由仪器自动完成。

1. 使用方法 半自动生化分析仪的品牌很多，操作方法各不相同，以下介绍半自动生化分析仪的参考使用方法：①开机前确认仪器安装符合要求，如电源、地线接触良好，电源电压为 220 V±22 V，实验台平稳、坚固，实验室温度、湿度应符合要求等。②打开电源开关，仪器进入自检程序。自检完毕，自动进入主菜单。③从主菜单进入参数设置界面，根据测试项目设置相应的分析参数，存入微机。在不改变方法、试剂、标准品等情况下，下次测定时，可以不必再设置参数。④进入样品测定界面，按照菜单提示进行操作。⑤完成所有项目测量后，回到主菜单，选择组合打印，仪器按样品号打印出组合报告。⑥关机前，一定要反复清洗比色池，并保证比色池中充满蒸馏水。

2. 注意事项 ①仪器的使用环境必须符合仪器要求，否则会影响仪器的性能。②在分析测量时，切勿混入气泡。每测定完一个项目（可能有许多样本），都要对比色池进行清洗，然后才能测定下一个项目。③定期检查仪器吸液量，以免泵管老化影响检测结果。

五、实验报告的书写

实验是指在一定的条件下，排除各种次要因素，突出主要因素，让现象以纯粹的典型方式重现的过程。通过实验课使学生掌握临床检验技能，培养学生动手能力、观察能力、分析问题和解决问题的能力，巩固和深化所学的基础和临床知识，同时也是学习撰写科学研究论文的过程。将实验的全部过程和结果写成文字材料就构成了实验报告。实验报告是反映实验过程和结果的书面材料，完整地记录实验的全过程，并包括对实验结果的分析和总结。

（一）实验报告的书写要求

实验报告的写作水平是衡量学生实验成绩的一个重要方面，实验报告必须独立完成，禁止抄袭。

实验报告在写作上应具有正确性、客观性、公正性、确证性和可读性等五个特点。在正确性方面，要求实验报告的实验原理、方法、数据及结论均是准确无误的，同时要求实验报告的表述也是准确无误的。在客观性方面，要求实验人员抱着客观的态度观察实验和记录现象，而且在写作时也要客观、忠实地报告实验结果。在公正性方面，要求实验人员在描述实验和报告实验结论时不能带有任何偏见。在确证性方面，要求在实验报告中提到的实验结果能被证实，不但要经得起自己的重复和验证，而且要经得起其他任何人的重复和验证。在可读性方面，实验报告的写作应符合语法的规范要求，并具有简洁、明晰、通俗、流畅的写作风格。

临床生物化学检验实验分为基本技能性实验、综合应用性实验和设计创新性实验。实验类型不一样，实验要求和报告书写方式也不完全相同。

（二）实验报告的书写内容

一般情况下，实验报告的书写应包括如下内容。

1. 实验目的　明确实验课要达到的目的，使实验在明确的目的指引下进行。

2. 实验原理　学生在老师讲解的基础上，按自己的理解，用简明扼要的文字、框图或化学反应式将实验原理表述出来。它是经过学生反复理解、思考、再加工得出的原理，而不是机械地照抄课本。

3. 实验材料、仪器和主要试剂　写出主要或关键的试剂名称、成分及其作用。主要试剂是指直接与原理有关的或直接影响实验成败的试剂。促使学生去思考试剂的作用，有助于认识和理解实验的原理和特点。

4. 实验操作步骤　根据具体的实验写出主要的操作步骤，或流程图，或工作表。进一步回顾实验全过程，有助于学生理解实验的设计和每步操作的目的、意义，在操作步骤中写出对相关问题的理解。

5. 实验记录　正确及时地记录原始数据和观察到的现象，不得涂改，培养学生实事求是、严谨的工作作风和良好的工作习惯。

6. 结果计算　列出计算公式，并代入原始数据进行计算，加深对公式的理解和应用证实要求学生不但对检验过程和结果要知其然，还要知其所以然。

7. 结果报告　按正规的临床检验结果报告方式发出报告，并注明参考区间。

8. 临床意义　简要说明该项目异常主要见于哪些生理和病理情况。

9. 讨论和体会　该部分是学生回顾、反思、总结、归纳所学知识的过程，学生可自由发挥，围绕实验相关问题进行表述，如：你对本次实验结果是否满意，为什么？如果结果不满意，你认为是由什么原因造成的，今后如何改进？你认为影响本次实验成败的关键是什么？等等。即使得出的结果不理想，也可通过分析讨论，找出原因和解决的办法。

（姜旭淦）

第二章　临床生物化学检验基本技能性实验

本章实验主要安排的是临床生化检验的基本技能性实验，其中大多数实验都可在普通的临床生化检验教学实验室完成，旨在通过这些实验使学生掌握最基本的临床生化检验技术、基本操作和基本技能。例如，试剂的配制、标本的制备、离心分离、生化检验基本仪器的操作、标准或校正曲线的制备和标本浓度的计算等。

实验一　血清蛋白质测定

一、双缩脲比色法测定血清总蛋白质

【实验项目背景】

血清蛋白质测定主要指总蛋白（total protein，TP）和清蛋白（albumin，Alb）的测定。通常，在肝疾病或肾疾病、严重烧伤等情况下，需要检测 TP、Alb 以便评估其肝的合成蛋白质功能受损程度以及肾功能受损等丢失蛋白质的情况。总蛋白质测定方法有化学法、物理法和染料结合法。其中化学法中的双缩脲比色法是临床应用最广泛的方法。

【检测方法原理】

血清（浆）中蛋白质的肽键（—CO—NH—）在碱性溶液中能与二价铜离子作用生成稳定的紫红色络合物。此反应和两个尿素分子缩合后生成的双缩脲（$H_2N—OC—NH—CO—NH_2$）在碱性溶液中与铜离子作用形成紫红色的反应相似，故称之为双缩脲反应。这种紫红色络合物在 540 nm 处有明显吸收峰，其吸光度与血清蛋白质含量在一定范围内呈正比关系，经与同样处理的蛋白质标准液比较，即可求得血清（浆）总蛋白质含量。

$$\text{蛋白质(肽键)} + Cu^{2+} \xrightarrow{\text{碱性}} \text{紫红色络合物}(\lambda = 540\ \text{nm})$$

【检测影响因素及注意事项】

1. 双缩脲试剂中各成分的作用　酒石酸钾钠与 $Cu(OH)_2$ 反应生成可溶性酒石酸铜，防止 $Cu(OH)_2$ 沉淀，以维持 Cu^{2+} 的稳定性；KI 是抗氧化剂，防止碱性酒石酸铜被还原并防止 Cu_2O 沉淀。

2. 干扰因素　高脂血症混浊血清、黄疸血清、严重溶血；葡聚糖、酚酞及磺溴酞钠对本法有较大干扰，可以用标本空白管来消除。但如标本空白管吸光度太高，将影响测定结果的准确度。

3. 反应时间与灵敏度　本法的蛋白质检出限为 0.2～1.7 mg/mL，灵敏度较低，对蛋白质含

量很低的其他体液如脑脊液、胸腹水和尿液等，不适合用本方法。血清总蛋白质与双缩脲试剂反应时间长，检测速度较慢。采用双试剂、两点定时法在生化分析仪上测定，不仅提高了检测的效率，而且还可消除上述干扰（相当于上述的标本空白）。

4. 标本影响　血清和血浆均可用于总蛋白测定，血浆因含有纤维蛋白的缘故，肝素抗凝血浆的总蛋白值一般比血清高 3 g/L。

【实验准备】

1. 6.0 mol/L　NaOH 溶液　使用新开瓶的优质氢氧化钠，减少碳酸盐的污染。称取 NaOH 240 g，溶于新鲜制备的蒸馏水（或刚煮沸冷却的去离子水）约 800 mL 中，待冷却后定容至 1 L，置有盖塑料瓶中，室温保存。

2. 双缩脲试剂　称取硫酸铜结晶（$CuSO_4 \cdot 5H_2O$）3 g，溶于新鲜制备的蒸馏水（或刚煮沸冷却的去离子水）500 mL 中，加入酒石酸钾钠（$NaKC_4H_4O_6 \cdot 4H_2O$）9 g 和 KI 5 g，待完全溶解后，边搅拌边加入 6 mol/L NaOH 溶液 100 mL，然后用蒸馏水定容至 1 L，置塑料瓶中盖紧保存。此试剂室温下可稳定半年，若贮存瓶中有黑色沉淀出现或试剂在波长 540 nm 的吸光度不在 0.095～0.105 之间，都需要重新配制。双缩脲空白试剂，即试剂中不含硫酸铜，其余成分与双缩脲试剂相同。

3. 60～70 g/L 蛋白质标准液　用牛血清清蛋白或正常人混合血清（无黄疸、无溶血、乙型肝炎表面抗原阴性、肝肾功能正常），经凯氏定氮法定值后，配制 60～70 g/L 蛋白质标准液。也可购买有批准文号的优质的市售试剂盒。

4. 仪器　自动生化分析仪或分光光度计。

【实验操作步骤】

1. 生化自动分析仪法　按试剂盒说明书提供的参数进行操作。不同厂家生产的试剂，其组成、分析参数略有不同。

2. 手工操作法　取试管 5 支，标明测定管（U）、标本空白管（B）、标准管（S）、标准空白管（SB）、试剂空白管（RB），按表 2-1 所示剂量加入各物质。

表 2-1　双缩脲法测定血清总蛋白质所加试剂量

加入物(mL)	RB	B	U	SB	S
血清	—	0.10	0.10	—	—
蛋白质标准液	—	—	—	0.10	0.10
蒸馏水	0.10	—	—	—	—
双缩脲空白试剂	—	5.0	—	5.0	—
双缩脲试剂	5.0	—	5.0	—	5.0

混匀，置 37℃ 10 min，在波长 540 nm 处比色，用蒸馏水调零，测定各管吸光度。

【实验结果与处理意见】

1. 计算公式

$$血清总蛋白质质量浓度(g/L)=\frac{A_U-A_{RB}-A_B}{As-A_{RB}-A_{SB}}\times 蛋白质标准液质量浓度(g/L)$$

2. 参考区间　成人走动后：64～83 g/L；静卧时：60～78 g/L。

3. 临床意义 血清总蛋白质浓度超过参考区间时，考虑以下生理或病理因素。

(1) 血清总蛋白质质量浓度增高：见于急性脱水、休克、慢性肾上腺皮质功能减退症等造成水分丢失引起的血液浓缩；多发性骨髓瘤、巨球蛋白血症等患者异常球蛋白合成增加，可使血清总蛋白增加。

(2) 血清总蛋白质浓度降低：常见于：①静脉注射过多低渗溶液引起血浆稀释或各种原因引起的水钠潴留；②慢性肝炎、肝硬化等所致蛋白质合成障碍；③严重烧伤、大出血、肾病综合征、溃疡性结肠炎等造成蛋白质丢失过多；④长期营养不良或消耗增加。

二、溴甲酚绿法测定血清清蛋白

【实验项目背景】

血清清蛋白的测定方法有盐析法、染料结合法、电泳法和免疫化学法等。染料结合法有溴甲酚绿(bromcresol green，BCG)法和溴甲酚紫(bromcresol purple，BCP)法，其中，BCG法是目前国内测定清蛋白最常用的方法。

【检测方法原理】

血清清蛋白在pH 4.2的缓冲液中带正电荷，在非离子型表面活性剂(Brij-35)存在时，可与带负电荷的染料溴甲酚绿结合形成蓝绿色复合物，其A_{630}与清蛋白浓度成正比，与同样处理的清蛋白标准比较，可求出血清中清蛋白含量。

$$\text{血清清蛋白}+\text{BCG试剂}\xrightarrow{\text{pH}=4.2}\text{蓝绿色复合物}(\lambda=630\ \text{nm})$$

拓展知识 2-1

【检测影响因素及注意事项】

1. 试剂pH BCG是一种pH指示剂，变色范围为pH 3.8(显黄色)～5.4(显蓝绿色)，受酸、碱影响较大，故必须将BCG工作液的pH严格控制在4.15±0.05。

2. 表面活性剂 Brij-35是非离子型表面活性剂，其浓度大小对结果测定有影响，浓度越大，吸光度越低，但显色稳定。Brij-35也可用吐温-20或吐温-80代替，终浓度为2 mL/L，灵敏度和线性范围不变。

3. 缓冲液 配制BCG试剂也可用枸橼酸盐、乳酸盐等其他缓冲液，但以琥珀酸盐缓冲液为首选，因其线性好，灵敏度高。

4. 标本空白 因高脂血症而混浊的标本，需加做标本空白管(取血清0.02 mL，加入琥珀酸缓冲贮存液4.0 mL)，用琥珀酸缓冲贮存液调零，测定标本空白管吸光度。用测定管吸光度减去标本空白管吸光度后，再计算结果。

5. 特异性 BCG与清蛋白结合的特异性较低，BCG不但与清蛋白呈色，而且还可与其他蛋白质呈色，其中以α_1-球蛋白、转铁蛋白、结合珠蛋白更为显著，但在30 s内BCG对清蛋白呈色特异，30 s后非特异性增高。故BCG与血清混合后，在30 s读取吸光度，可明显减少其他蛋白质的干扰。

用手工比色法测清蛋白时，反应时间过长会导致BCG试剂与部分球蛋白呈色，造成Alb增高；如用自动化分析仪的定时法测定，即可消除上述非特异性反应。

【实验准备】

1. 0.5 mol/L琥珀酸缓冲贮存液(pH 4.0) 称取NaOH 10 g和琥珀酸56 g，溶于800 mL蒸

馏水中，用 1 mol/L NaOH 溶液调至 pH 4.1±0.05 后，加蒸馏水定容至 1 L。置 4℃冰箱保存。

2. 10 mmol/L BCG 贮存液　称取 BCG（相对分子质量＝720.02）1.80 g 溶于 1 mol/L NaOH 溶液5 mL中，加蒸馏水至 250 mL。

3. 叠氮钠贮存液　称取叠氮钠 4.0 g 溶于蒸馏水中，配成 100 mL。

4. 聚氧化乙烯月桂醚(Brij－35)贮存液　称取 Brij－35 25 g 溶于蒸馏水约 80 mL 中，加温助溶，冷却后加蒸馏水至 100 mL。室温可稳定一年。

5. BCG 试剂　在 1 L 容量瓶内加蒸馏水约 400 mL，琥珀酸缓冲贮存液 100 mL，用吸管准确加入 BCG 贮存液 8.0 mL，加叠氮钠贮存液 2.5 mL、Brij－35 贮存液 2.5 mL，最后加蒸馏水至刻度，混匀。此溶液 pH 应为 4.15±0.05，置于加盖聚乙烯塑料瓶中，室温保存可稳定半年。

6. 40 g/L 清蛋白标准液　称取人血清清蛋白 4.0 g、叠氮钠 50 mg，溶于蒸馏水中并缓慢搅拌助溶，配成 100 mL。密封贮存于 4℃冰箱，可稳定半年。

7. 仪器　自动生化分析仪或分光光度计。

【实验操作步骤】

1. 生化自动分析仪法　各参数按试剂盒说明书设置。不同厂家生产试剂，试剂组成、分析参数略有不同，值得注意。

2. 手工操作法　取试管 3 支，标明空白管(B)、标准管(S)、测定管(U)，按表 2－2 所示剂量加入各物质。

表 2－2　BCG 法测定清蛋白所加试剂量

加入物(mL)	B	S	U
血清	—	—	0.02
清蛋白标准液	—	0.02	—
蒸馏水	0.02	—	—
BCG 试剂	4.0	4.0	4.0

混匀，室温 10 min，在波长 630 nm 处用空白管调零，读取标准管和测定管吸光度。

【实验结果与处理意见】

1. 计算公式

$$\text{血清清蛋白质量浓度(g/L)}=\frac{\text{测定管吸光度}}{\text{标准管吸光度}}\times\text{标准清蛋白质量浓度(g/L)}$$

同时用双缩脲法测定血清标本总蛋白质浓度，减去血清清蛋白质量浓度即为球蛋白浓度，并可求出血清清蛋白与球蛋白比值(A/G 比值)。

2. 参考区间　4～14 岁儿童：38～54 g/L；成人：34～48 g/L；清蛋白/球蛋白(A/G)：1.5～2.5。

3. 临床意义　判断结果是否在参考区间内，如果超出区间范围，根据受试者的临床症状和体征考虑以下生理或病理因素。

(1) 血清清蛋白增高：较少见，常由于严重失水、血浆浓缩所致。

(2) 血清清蛋白降低：在临床上比较重要和常见，通常与总蛋白质浓度降低的原因大致相同。血清清蛋白低于 28 g/L，临床上出现水肿。

(3) A/G 比值：慢性肝病如慢性肝炎、肝硬化、肝癌等，肝实质细胞受损，常同时出现清蛋白减少和球蛋白（主要是 γ 球蛋白）增加，A/G 比值下降。随病情加重而出现 A/G 比值倒置，此时提示肝功能严重损害。

（曹珮华）

实验二　乙酰丙酮显色法测定血清三酰甘油

【实验项目背景】

血清三酰甘油（triacylglycerol，TG）又称甘油三酯，与动脉粥样硬化的危险度呈正相关。TG 检测是临床生化检验的常规检测项目，对高脂血症的早期发现和诊断、动脉粥样硬化疾病的危险度评价以及疗效的监测均有重要意义。

TG 定量测定方法主要分为两大类：①不经过抽提而直接进行的酶法测定。②先经过抽提及纯化再测定的化学法。由于酶法特异性高、操作简便、快速，所以，目前临床大多采用酶法测定。化学法有变色酸显色法（Van-Handel 法）和乙酰丙酮显色法等，国内习惯使用乙酰丙酮显色法，但所有化学法都要经过抽提、皂化、氧化、显色四步操作，且每步操作的影响因素都较多，因此，要作好此项实验，不仅需要严谨的科学态度，而且需要熟练的操作技能。虽然乙酰丙酮显色法测定 TG 临床早已基本不用，但对培养学生的实验态度与提高操作技能非常有利，故保留本实验教学项目。

【检测方法原理】

血清 TG 经正庚烷-异丙醇抽提，然后用氢氧化钾皂化，所生成的甘油再被过碘酸钠氧化为甲醛，后者在铵离子存在下与乙酰丙酮反应，生成带荧光的黄色物质即 3,5-二乙酰-1,4-二氢二甲基吡啶（Hantgsch 反应），颜色深浅与血清 TG 浓度成正比。与同样处理的标准液比较，则可求得样品中 TG 的含量。

拓展知识 2-2

【检测影响因素及注意事项】

1. 饮食　血清 TG 易受饮食的影响，进食脂肪后，血清中 TG 明显上升，2～4 h 内即可出现血清混浊，8 h 以后接近空腹水平。因此，做血清 TG 测定要求受试者空腹 12～16 h 后采集静脉血，并要求 72 h 内不饮酒，否则会使检测结果偏高。

2. 标本　取血后应及时分离血清（或血浆），以免红细胞膜磷脂在磷脂酶的作用下产生游离甘油，或者抗凝剂存在时红细胞内水溢出而稀释血浆降低 TG 含量。分离血浆前，标本最好放于冰水中，并尽快分离，避免 TG 自发水解出现误差。

3. 试剂　本方法所用试剂较稳定，室温下可保存半年，分装使用可避免因试剂污染而引起的空白值升高。

4. 操作　①吸取上清液时不可吸到下层，否则易浑浊。②显色后要立即比色，因吸光度随时间延长会有一定量的增高。当标本过多时，可置冰箱中逐管进行比色。③每一批测定都应该同时做标准对照。因皂化、氧化及显色的时间和温度对吸光度均会有影响。④TG 在 12.93 mmol/L以下时，线性关系良好，如超出此线性范围或血清明显混浊，可用生理盐水作倍比稀释后再测定。

【实验准备】

1. 抽提液 正庚烷(AR)和异丙醇(AR)以 4∶7(体积分数)比例混合均匀。

2. 40 mmol/L H_2SO_4 溶液 浓硫酸 2.24 mL(根据相对密度和百分含量而定)加蒸馏水稀释至 1 000 mL。

3. 皂化剂 称取氢氧化钾 6.0 g,溶于蒸馏水 60 mL 中,再加异丙醇 40 mL,混匀后置棕色瓶中室温保存。

4. 氧化剂 称取过碘酸钠 65 mg 溶于约 50 mL 蒸馏水中,再加入无水醋酸铵 7.7 g,溶解后加冰醋酸 6 mL,然后加蒸馏水至 100 mL,置棕色瓶中室温保存。

5. 显色剂 取乙酰丙酮 0.4 mL 加到异丙醇 100 mL 中,混匀后置棕色瓶室温保存。

6. 2.26 mmol/L 三酰甘油标准液 准确称取三油酸甘油酯(平均相对分子质量:885.4) 200 mg,溶于抽提剂,用 100 mL 容量瓶定容,分装后置 4℃冰箱保存。

7. 仪器 分光光度计。

【实验操作步骤】

按表 2-3 所示剂量加入各物质。

表 2-3 乙酰丙酮显色法测定三酰甘油所加试剂量

加入物(mL)	空白管	标准管	测定管
血清	—	—	0.2
标准液	—	0.2	—
蒸馏水	0.2	—	—
抽提剂	2.5	2.5	2.5
40 mmol/L H_2SO_4	0.5	0.5	0.5
边加边摇,使之充分混匀,静置分层后,分别准确吸取上清液于另外 3 支试管中			
上清液	0.3	0.3	0.3
皂化剂	1.0	1.0	1.0
充分混匀,56℃水浴保温 5 min			
氧化剂	1.0	1.0	1.0
显色剂	1.0	1.0	1.0

加试剂后充分混匀各管,56℃水浴保温 25 min,取出冷却,用分光光度计比色,于 415 nm 波长处,以空白管调零,测出各管的吸光度。

【实验结果与处理意见】

1. 计算公式

$$血清\ TG\ 浓度(mmol/L)=\frac{测定管吸光度}{标准管吸光度}\times 标准液浓度$$

2. 参考区间 依据我国《血脂异常防治建议》,判断标准:TG<1.70 mmol/L(150 mg/dL)为理想范围;TG>1.70 mmol/L(150 mg/dL)为升高。

3. 临床意义

(1) 生理性增高:血清中 TG 的含量有随年龄增长而上升的趋势,尤其是体重超过标准的中年以上的人往往偏高。

（2）病理性增高：见于原发性或继发性高 TG 血症。前者多有遗传因素，包括家族性高 TG 血症与家族性混合型高脂血症等。继发性高 TG 血症见于糖尿病、甲状腺功能减退症、肾病综合征等。

（3）病理性降低：比较少见，慢性阻塞性肺疾患、脑梗死、甲状腺功能亢进症、营养不良和消化吸收不良综合征等可引起血清 TG 的降低。

（曹珮华）

实验三　化学比色法测定血清钙、磷、镁

钙、磷、镁是骨组织无机成分中的主要元素，被称为骨矿物质，在骨骼代谢中起重要作用，并具有广泛的生理功能。临床实验室通过对血清钙、磷、镁的测定，能够协助医生判断机体骨矿物质的代谢是否异常，明确有无缺钙、缺镁，高磷血症。

一、邻甲酚酞络合酮比色法测定血清总钙

【实验项目背景】

血清钙的测定一般可分为总钙测定和离子钙测定。血清总钙测定方法有：放射性核素稀释质谱法、原子吸收分光光度法、络合滴定法、分光光度法和酶法等。其中放射性核素稀释质谱法为总钙测定的决定性方法，原子吸收分光光度法为参考方法，分光光度法是常规方法，应用较广泛的是邻甲酚酞络合酮（*o*-cresolphthalein complexone，OCPC）比色法和甲基麝香草酚蓝比色法。血清 Ca^{2+} 是总钙中具有生理活性的部分，临床普遍采用离子选择电极法进行测定。

【检测方法原理】

OCPC 是金属络合指示剂，同时也是酸碱指示剂。在 pH 11.0 的强碱溶液中，钙与 OCPC 作用生成紫红色络合物，在 575 nm 处有特征吸收，用羟喹啉掩蔽镁离子的干扰，与同样处理的钙标准液比较即可测出血钙含量。反应式如下：

$$\text{Ca} + \text{OCPC} \xrightarrow{\text{pH}=11} \text{紫红色络合物}$$

拓展知识 2-3

【检测影响因素及注意事项】

1. 试剂 pH　OCPC 是一种酸碱指示剂，其在酸性及中性溶液中无色，在碱性溶液中显紫色，其颜色受 pH 影响明显，故测定时应维持恒定 pH。在 pH 为 10.5～12 时，反应敏感性最好，所以常选用 pH 11 为宜。

2. 防止镁离子干扰　镁离子也可与 OCPC 产生紫红色络合物，因此，溶液中加入一定量的羟喹啉起络合镁离子的作用，以防止镁离子干扰测定结果。

3. 器皿　OCPC 试剂灵敏度极高，所用器皿应避免钙的污染，测定时最好用一次性使用的塑料管。如果条件不允许而用玻璃器皿时，一定要经稀盐酸泡洗，再用去离子水洗净后方可使用。

4. 试剂　配制试剂最好用高质量的去离子水或重蒸馏水，并用塑料瓶盛装。

5. 标本　用血清或肝素抗凝的血浆标本，不能用钙螯合剂（如乙二胺四乙酸二钠盐，EDTA-Na_2）及草酸盐做抗凝剂的标本。血清陈旧、溶血、严重黄疸及重度乳糜血可使检测结果出现

偏差。

【实验准备】

1. OCPC 显色剂 称取羟喹啉 0.5 g，置烧杯中，加浓盐酸 5 mL，使其溶解并转入 500 mL 容量瓶中，再加入邻甲酚酞络合酮 25 mg，待完全溶解后，加 Triton-100 1 mL，混匀，然后加入去离子水至刻度，置聚乙烯塑料瓶内保存。

2. 1 mol/L 缓冲液 称取 2-氨基-2-甲基-1-丙醇(2-amino-2-methyl-1-propanol, AMP)89.14 g，置 1 L 容量瓶中，加去离子水 500 mL 溶解，待完全溶解后加水至刻度，置聚乙烯塑料瓶中室温保存。

3. 显色应用液 应用时等量混合上述两液。

4. 钙标准液(2.5 mmol/L) 精确称取经 110℃干燥 12 h 的碳酸钙 250 mg，置 1 L 容量瓶中，加稀盐酸(1 份浓盐酸加 9 份去离子水)7 mL 溶解后，加去离子水约 900 mL，然后用 500 g/L 醋酸铵溶液调 pH 至 7.0，最后加去离子水至刻度，混匀。

5. 仪器 分光光度计。

【实验操作步骤】

按下表 2-4 所示剂量加入各物质。

表 2-4 邻甲酚酞络合酮比色法测定血清总钙所加试剂量

加入物(mL)	空白管	标准管	测定管
血清	—	—	0.05
钙标准液	—	0.05	—
去离子水	0.05	—	—
显色应用液	4.00	4.00	4.00

混匀，室温放置 10 min 后于 575 nm 波长处，以空白管调零，读取各管吸光度。

【实验结果与处理意见】

1. 计算公式

$$血清钙浓度(mmol/L)=\frac{测定管吸光度}{标准管吸光度}\times 2.5(mmol/L)$$

2. 参考区间 成年人：2.03～2.54 mmol/L(8.11～10.15 mg/dL)；儿童：2.25～2.67 mmol/L(8.98～10.78 mg/dL)。

3. 临床意义 对于超出参考区间的结果，考虑以下原因。

(1) 血清钙增高：常见于甲状旁腺功能亢进症、维生素 D 过多症、多发性骨髓瘤、肿瘤的广泛转移、艾迪生(Addison)病、结节病等。

(2) 血清钙降低：可引起神经肌肉应激性增强而使手足搐搦。主要见于甲状旁腺功能减退症、佝偻病与软骨病、吸收不良性低钙血症、慢性肾炎尿毒症等。

二、还原钼蓝比色法测定血清磷

【实验项目背景】

人体内的磷元素尚不能直接测定。通常测定的磷是指血清中无机磷的含量，即两种无机磷酸盐($H_2PO_4^-$,HPO_4^{2-})所含的磷。目前测定血清无机磷酸盐常用的方法有磷钼酸还原法、染料结合法、紫外分光光度法、黄嘌呤氧化酶法、放射性核素稀释质谱法等。放射性核素稀释质谱法是决定性方法,卫生部临检中心推荐的常规方法是以硫酸亚铁或对甲氨基酚硫酸盐(米吐尔)做还原剂的还原钼蓝比色法,实验室现多采用紫外分光光度法。

【检测方法原理】

在酸性条件下,使用聚山梨酯-80消除蛋白质的干扰,血清磷与钼酸铵反应生成磷钼酸复合物,后者在对甲氨基酚硫酸盐(米吐尔)作用下还原生成钼蓝,与同样处理的磷标准液进行比色测定,即可求得血磷的含量。反应式如下:

$$(NH_4)_2MoO_4 + H_2SO_4 \longrightarrow H_2MoO_4\text{(钼酸)} + (NH_4)_2SO_4$$

$$12H_2MoO_4 + H_3PO_4 \longrightarrow H_3PO_4 \cdot 12MoO_3\text{(磷钼酸)} + 12H_2O$$

$$H_3PO_4 \cdot 12MoO_3 + \text{对甲氨基酚硫酸盐(还原剂)} \longrightarrow MoO_5 + Mo_2O_3\text{(钼蓝)}$$

拓展知识 2-4

【检测影响因素及注意事项】

检测时应注意:①标本宜采用血清或肝素抗凝血浆,应避免使用枸橼酸钠、EDTA和草酸盐作抗凝剂,因为它们能干扰磷钼酸复合物的形成,以致不易显色。②标本应避免溶血;血清或血浆应于采血后1 h内及时分离,以免血细胞内磷酸酯水解而使血磷增加;溶血、脂血和黄疸标本可产生干扰,需做标本空白对照。③所用试管必须清洁,没有磷的污染。

【实验准备】

1. 钼酸铵溶液　在去离子水50 mL中加浓硫酸3.3 mL,再加钼酸铵0.2 g,溶解后加Tween-80 0.5 mL,用去离子水定容至100 mL。

2. 对甲氨基硫酸盐溶液　称取对甲氨基硫酸盐2 g,溶于去离子水80 mL中,加无水硫酸钠5 g,用去离子稀释至100 mL。

3. 显色液　取钼酸铵液10 mL,米吐尔液1.1 mL混合即可使用。

4. 磷标准贮存液(3.22 mmol/L)　称取无水磷酸二氢钾4.39 g,用去离子水溶解后移入1 L容量瓶中,并定容至刻度,再加入氯仿2 mL防腐,置4℃冰箱贮存。

5. 磷标准应用液(1.29 mmol/L)　取磷标准贮存液4 mL,加入100 mL容量瓶中。以去离子水稀释至刻度,再加入氯仿1 mL防腐,置4℃冰箱中保存。

6. 仪器　分光光度计。

【实验操作步骤】

按表2-5所示剂量加入各物质。

表2-5　还原钼蓝比色法测定血清磷所加试剂量

加入物(mL)	空白管	标准管	测定管
血清	—	—	0.1
磷标准液	—	0.1	—
去离子水	0.1	—	—
显色液	4.0	4.0	4.0

充分混匀,置37℃水浴10 min,于650 nm波长处以空白管调零,读取各管吸光度值。

【实验结果与处理建议】

1. 计算

$$血清磷浓度(mmol/L)=\frac{测定管吸光度}{标准管吸光度}\times 1.29(mmol/L)$$

2. 参考区间 成年人：0.96～1.62 mmol/L（3～5 mg/dL）；儿童：1.45～2.10 mmol/L（4.5～6.5 mg/dL）。

3. 临床意义

（1）血清无机磷升高：常见于甲状旁腺功能减退症、慢性肾功能不全、维生素D中毒、多发性骨髓瘤、淋巴瘤、白血病及骨折愈合期等。

（2）血清无机磷降低：可因小肠磷吸收减低、肾排磷增加、磷向细胞内转移等原因引起。临床见于原发性或继发性甲状旁腺功能亢进症、维生素D缺乏症、肾小管病变等。

三、甲基麝香草酚蓝比色法测定血清镁

【实验项目背景】

镁(magnesium)是人体内含量占第四位的金属元素，与体内蛋白质、核酸及酶的结构、代谢和功能，与正常神经、肌肉功能的维持等都有密切关系。目前测定镁的方法有比色法、酶法、原子吸收分光光度法、放射性核素稀释质谱法。其中原子吸收分光光度法是参考方法，放射性核素稀释质谱法是决定性方法。卫生部临检中心推荐甲基麝香草酚蓝(methyl thymol blue，MTB)比色法、钙镁试剂(calmagite)法作为常规方法。

【检测方法原理】

甲基麝香草酚蓝(MTB)是一种酸碱指示剂和金属络合剂，在碱性溶液中能与血清镁络合生成蓝紫色的复合物，颜色的深浅与镁的浓度成正比，与同样处理的标准液比较，可以求得镁的含量。由于甲基麝香草酚蓝还可与钙络合，故需要加入特殊的钙螯合剂EGTA以消除钙的干扰。

拓展知识 2-5

【检测影响因素及注意事项】

检测时应注意：①因红细胞内含镁量为血浆的3倍，故标本应避免溶血。②不能采用枸橼酸盐、草酸盐、EDTA-Na_2 等能与镁结合的抗凝剂的血浆。③所用器材要防止镁的污染，试管应经稀盐酸处理及去离子水清洗、干燥；在镁标准液中含有2.5 mmol/L钙离子可以防止EGTA对镁离子的络合。所用Hb>7 g/L时出现正干扰。④EGTA是一种金属络合剂，在碱性条件下能络合钙而不络合镁，但浓度过高也能络合镁，故EGTA称量必须准确。

【实验准备】

1. 碱性缓冲液 称取无水亚硫酸钠2 g，叠氮钠100 mg，甘氨酸750 mg和EGTA 90 mg于小烧杯中，加1 mol/L氢氧化钠溶液23 mL，使其溶解后，转入100 mL容量瓶中，加去离子水至刻度。

2. 显色剂 精确取MTB(AR)20 mg和聚乙烯吡咯烷酮(PVP)0.6 g于烧杯中，加1 mol/L盐酸溶液10 mL，使其溶解后转入100 mL容量瓶中，加去离子水至刻度，混匀，置棕色瓶中保存。

3. 显色应用液 临用前将上述1和2液等量混合即可。

4. 1 mmol/L 镁标准液　精确称取硫酸镁($MgSO_4 \cdot 7H_2O$)246.48 mg 于 1 L 容量瓶中，加去离子水约 50 mL 溶解。再精确称取经 110℃干燥 12 h 的碳酸钙 250 mg 于小烧杯中，加去离子水 40 mL 及 1 mol/L 盐酸 6 mL，加温至 60℃，使其溶解，冷却后转入上述容量瓶中，再加入叠氮钠 1 g，然后用去离子水加至刻度，混匀。贮存于塑料瓶中可长期保存。此溶液含镁 1 mmol/L (2.43 mg/dL)，钙 2.5 mmol/L(10 mg/dL)。

5. 仪器　分光光度计。

【实验操作步骤】

按表 2-6 所示剂量加入各物质。

表 2-6　甲基麝香草酚蓝比色法测定血清镁所加试剂量

加入物(mL)	空白管	标准管	测定管
血清	—	—	0.05
镁标准液	—	0.05	—
去离子水	0.05	—	—
显色剂	3.0	3.0	3.0

混匀，室温放置 5 min，于 600 nm 波长处以空白管调零，读取各管吸光度值。

【实验结果与处理建议】

1. 计算

$$血清镁浓度(mmol/L)=\frac{测定管吸光度}{标准管吸光度}\times 1(mmol/L)$$

2. 参考区间　成年人：0.67～1.04 mmol/L(1.64～2.52 mg/dL)。

3. 临床意义

(1) 高镁血症：可出现镁中毒症状，如深部腱反射消失、肌肉麻痹、心动过缓、房室传导阻滞等，临床考虑：①肾功能不全，特别是少尿、无尿期；②镁剂治疗过量；③甲状腺功能减退症、Addison 病、多发性骨髓瘤、严重脱水等。

(2) 低镁血症：较为常见，且常伴有电解质紊乱。血镁降低可见于：①镁摄入不足、尿排镁量过多；②甲状旁腺功能亢进症、醛固酮增多症、糖尿病酸中毒等。

(曹珮华)

实验四　亚铁嗪显色法测定血清铁和总铁结合力

【实验项目背景】

血清铁及总铁结合力的高低受铁的吸收、贮存和重利用等因素的影响，因此，血清铁及总铁结合力测定，是估计人体的铁状态，以及用于缺铁性贫血的鉴别诊断和治疗监测的较好指标。

血清铁的测定方法有原子吸收分光光度法、溶出伏安法、比色法等。比色法简单易行，是临床测定血清铁的常规方法。传统测定总铁结合力的方法多采用碳酸镁、交换树脂、氧化铝或磁珠等吸附剂吸附多余的未结合铁，经离心去除吸附剂后再显色测定。用自动分析法测定，通常采用铬天青 B 为显色剂的双试剂法。本教学实验采用亚铁嗪比色法测定血清铁和总铁结合力。

【检测方法原理】

1. 血清铁测定　血清中的铁与转铁蛋白结合成复合物，在酸性介质中铁从复合物中解离出来，被还原剂还原成二价铁，再与亚铁嗪直接作用生成紫红色复合物，与同样处理的铁标准液比较，即可求得血清铁含量。血清铁检测反应过程见图 2-1。

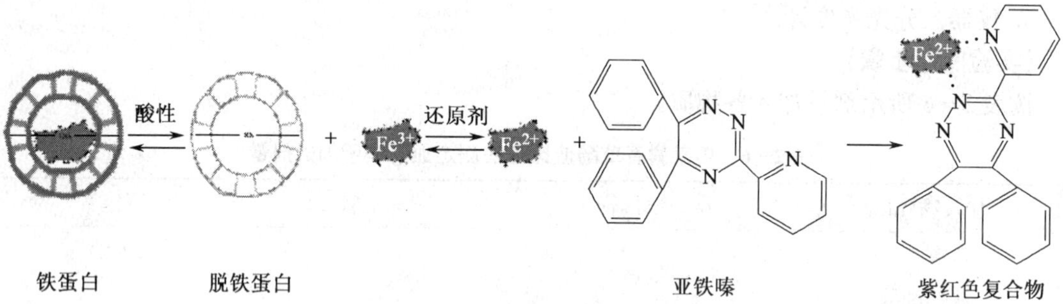

图 2-1　血清铁检测反应过程

2. 血清总铁结合力测定　血清 TIBC 是指血清中转铁蛋白能与铁结合的总量。将过量三价铁加到血清中，使之与未带铁的转铁蛋白结合，多余的铁被轻质碳酸镁粉吸附除去(图 2-2)，然后测定血清中总铁含量，即为总铁结合力。

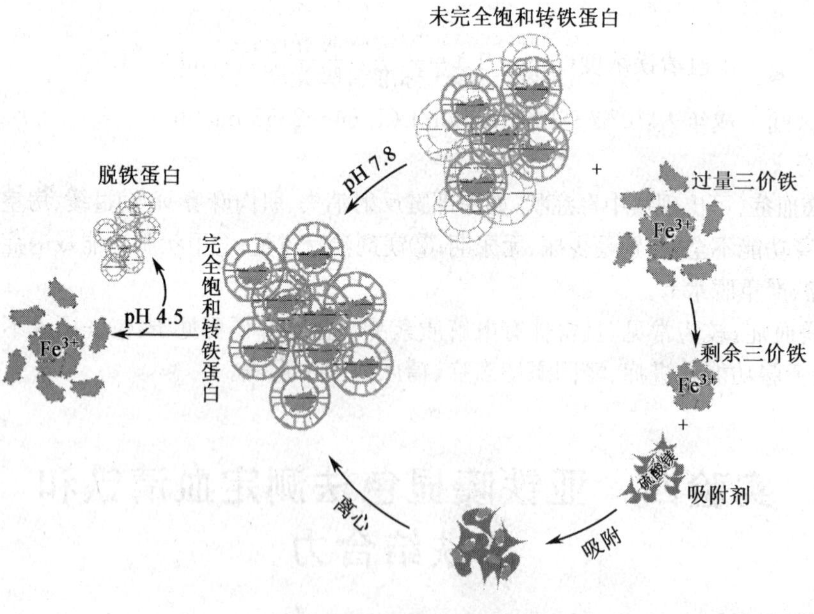

图 2-2　转铁蛋白被饱和及剩余铁的清除过程

【检测影响因素及注意事项】

1. 器材　实验用水必须经过去离子处理；测定时应用塑料制品，如使用玻璃器皿必须用10%(体积分数)盐酸浸泡 24 h，取出后再用去离子水冲洗后方可应用。

2. 标本　存在着日间变异，早上的值最高，晚上的值最低。室温(20℃)稳定 3 天，4～8℃稳定1周。标本溶血对测定有影响，应避免溶血。

3. 呈色稳定性　标准液呈色可稳定24 h，血清呈色只能稳定30 min，稳定期后呈色程度缓慢增加，大约每小时吸光度值增加0.002。

4. 影响检测的因素　①选择最佳pH是关键，使三价铁从复合物中释放出来，并还原成二价铁而完成显色反应。反应中常用的还原剂为联胺（肼）、亚硫酸氢盐、亚硫酸盐、羟胺、维生素C及巯基乙酸等。②高浓度的铁蛋白。③高脂血症和高胆红素血症。④蛋白质沉淀。

【实验准备】

1. 0.4 mol/L甘氨酸/盐酸缓冲液（pH 2.8）　0.4 mol/L甘氨酸溶液58 mL，0.4 mol/L盐酸溶液42 mL和Triton X-100 3 mL混合后加入无水亚硫酸钠800 mg，使溶解。

2. 亚铁嗪显色剂　称取亚铁嗪[3-(2-吡啶基)-5,6-双(4-苯磺酸)-1,2,4-三嗪；ferrozine]0.6 g溶于去离子水100 mL中。

3. 1.79 mmol/L铁标准储存液　精确称取0.863 5 g优级纯硫酸高铁铵[$FeNH_4(SO_4)_2 \cdot 12H_2O$]，置于1 L容量瓶中，加入去离子水约50 mL，逐滴加入浓硫酸5 mL，溶解后用去离子水定容至刻度，混匀。置棕色瓶中可长期保存。

4. 35.8 μmol/L铁标准应用液　吸取铁标准贮存液2 mL，加入去离子水约50 mL及浓硫酸0.5 mL，再用去离子水稀释至100 mL刻度，混匀。

5. 179 μmol/L TIBC铁标准液　准确吸取铁标准贮存液10 mL，加入去离子水约50 mL及浓硫酸0.5 mL，在用去离子水稀释至100 mL刻度，混匀。

6. 轻质碳酸镁粉

7. 器材　722型分光光度计、低速离心机、恒温水浴箱、塑料移液器、塑料试管、塑料离心管等。

【实验操作步骤】

1. 血清铁测定　取试管3支标明空白管、标准管和测定管，按表2-7所示剂量加入各物质。

表2-7　亚铁嗪比色法测定血清铁所加试剂量

加入物(mL)	B管	S管	U管
血清	—	—	0.45
35.8 μmol/L铁标准应用液	—	0.45	—
去离子水	0.45	—	—
甘氨酸-盐酸缓冲液	1.2	1.2	1.2
混匀，于562 nm波长处，以B管调零，读取U管吸光度（血清空白）			
亚铁嗪显色剂	0.05	0.05	0.05

混匀，于562 nm波长处，以空白管调零，读取测定管吸光度（血清空白）；分别向各管加入亚铁嗪显色剂各0.05 mL，混匀，放置室温15 min或37℃ 10 min，再次读取各管吸光度。

2. 血清总铁结合力测定　在试管中加入血清0.45 mL，179 μmol/L。TIBL铁标准液0.25 mL及去离子水0.2 mL，充分混匀后，放置室温10 min，加入碳酸镁粉末20 mg，在10 min内振摇数次，以3 000 r/min转速离心10 min。取上清液（代替血清）与血清铁测定同样操作，具体操作同血清铁测定，见表 4-1。

【实验结果与处理建议】

1. 计算

$$血清铁浓度(\mu mol/L)=\frac{测定管吸光度-(血清空白管吸光度\times 0.97)}{标准管吸光度}\times 35.8(\mu mol/L)$$

$$血清总铁结合力(\mu mol/L)=\frac{测定管吸光度-(“血清空白”吸光度\times 0.97)}{标准管吸光度}\times 71.6(\mu mol/L)$$

由于两次测定的溶液体积不同，故应将血清空白吸光度乘以 0.97 校正。

2. 参考区间

(1) 血清铁：成年男性：11～30 μmol/L(600～1 700 μg/L)；成年女性：9～27 μmol/L(500～1 500 μg/L)。

(2) 血清总铁结合力：成年男性：50～77 μmol/L(2 800～4 300 μg/L)；成年女性：54～77 μmol/L(3 000～4 300 μg/L)。

3. 临床意义 不同疾病时血清铁及总铁结合力变化见表 2-8。

表 2-8 不同疾病时血清铁及总铁结合力变化

疾病	血清铁	TIBC	疾病	血清铁	TIBC
缺铁性贫血	↓↓	↑	肾病综合征	↓	↓↓
溶血性贫血	↑	↓N	肝炎	↑↑	↑
再生障碍性贫血	↑	↓	肝硬化	↓N	↓N
巨幼细胞性贫血	↑	↓	慢性感染性贫血	↓N	↓N
铅中毒	↑	↓	肿瘤性贫血	↓N	↓N
红细胞增多症	↓N	↑	铁血黄素沉着症	↑↑	N

注：↑：升高；↓：减少；N：无变化。

拓展知识 2-6

（刘雪平）

实验五 改良 J-G 法测定血清胆红素和结合胆红素

【实验项目背景】

胆色素代谢正常的人血清中胆红素含量很少，其总量不超过 1 mg/dL。凡能引起胆红素生成过多，或使肝细胞对胆红素摄取、结合、排泄过程发生障碍的因素，均可使血中胆红素浓度升高，称高胆红素血症并形成各种类型的黄疸。

血清总胆红素(TB)由未结合胆红素(Bu)、结合胆红素(Bc)及 δ-胆红素(Bδ)组成。检测方法有直接分光光度法、重氮苯磺酸盐法、二氯苯重氮盐法(DPD 法)、胆红素氧化酶法(BOD)、多层膜片技术、高效液相色谱法(HPLC)等。本实验采用 NCCLS 推荐的改良 J-G 法。

拓展知识 2-7

【检测方法原理】

血清中 Bc 可直接与重氮试剂反应，产生偶氮胆红素；Bu 须有加速剂咖啡因-苯甲酸钠-醋酸钠作用，其分子内氢键破坏后才能与重氮试剂反应，也产生偶氮胆红素（图 2-3）。本法重氮反应在 pH 6.5，最后加入碱性酒石酸钠使紫色偶氮胆红素（吸收峰 530 nm）转变成蓝色偶氮胆红素，在 600 nm 波长比色，使检测灵敏度提高。

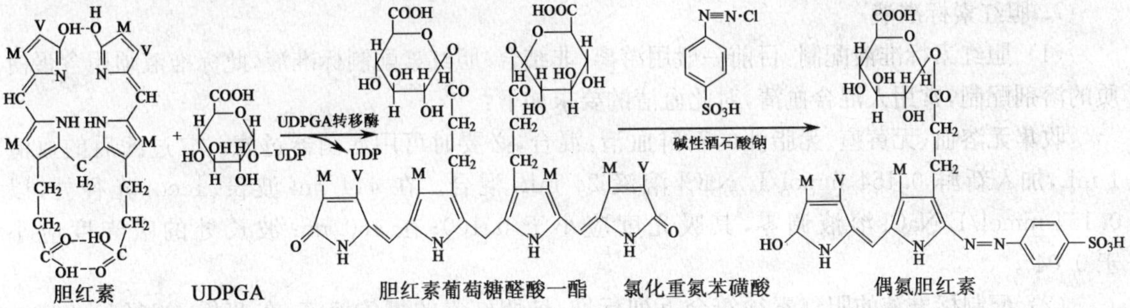

图 2-3　胆红素重氮反应过程

【检测影响因素及注意事项】

1. 标准液及标本处置　胆红素对光敏感，标准液及标本均应尽量避光保存，防止胆红素的光氧化。胆红素对光的敏感度与温度有关，血标本应避光置冰箱保存。标本保存冰箱可稳定 3 日，-70℃暗处保存，稳定 3 个月。

2. 标本要求　轻度溶血对本法无影响，但严重溶血时可使测定结果偏低。其原因是血红蛋白与重氮试剂反应形成的产物可破坏偶氮胆红素，还可被亚硝酸氧化为高铁血红蛋白而干扰吸光度测定。血脂及脂溶色素对测定有干扰，应尽量取空腹血。叠氮钠能破坏重氮试剂，终止偶氮反应。凡用叠氮钠作防腐剂的质控血清，可引起偶氮反应不完全，甚至不呈色。

3. 灵敏度和线性范围　本法摩尔吸收系数为 74 380 L/(cm·mol)，当标本中胆红素浓度小于 17.1 mol/L 时，其产生的吸光度值小于 0.08（血清用量已达 0.2 mL），而正常血清总胆红素及病理血清结合胆红素值低于 17.1 mol/L 时，其检测灵敏度显然不足。线性上限虽可做到吸光度 1.7，但手工法在胆红素超过 171 μmol/L 时，吸光度已达 0.8，应稀释操作。

4. 加速剂与干扰　重氮反应法测定胆红素，也可用甲醇（M-E 法）或二甲亚砜等作加速剂，可做成单一试剂，反应 pH 和显色 pH 都在酸性，560 nm 波长比色，易于自动化。但灵敏度比改良 J-G 法略低，M-E 法摩尔吸收系数为 60 500 L/(cm·mol)，Hb 干扰较明显，Hb>1 g/L 时，需用样品空白校正。

【实验准备】

1. 咖啡因-苯甲酸钠试剂　称取无水醋酸钠 41.0 g，苯甲酸钠 38.08，乙二胺四乙酸二钠（EDTA-Na_2）0.5 g，溶于约 500 mL 去离子水中，再加入咖啡因 25.0 g，搅拌使溶解（加入咖啡因后不能加热溶解），用去离子水稀释至 1 L，混匀。滤纸过滤，置棕色瓶，室温保存。

2. 碱性酒石酸钠溶液　称取氢氧化钠 75.5 g，酒石酸钠（$Na_2C_4H_4O_6\cdot 2H_2O$）263.0 g，用去离子水溶解并补足至 1 L，混匀。置塑料瓶中，室温保存。

3. 72.5 mmol/L 亚硝酸钠溶液　称取亚硝酸钠 5.0 g，用去离子水溶解并定溶至 100 mL，混匀，置棕色瓶，冰箱保存，即为贮存液，贮存液的稳定期不少于3个月。取贮存液作10倍稀释至72.5 mmol/L，冰箱保存，稳定期不少于2周。

4. 28.9 mmol/L对氨基苯磺酸溶液　称取对氨基苯磺酸（$NH_2C_6H_4SO_3H \cdot H_2O$）5.0 g，溶于800 mL去离子水，加入浓盐酸15 mL，用去离子水稀释至1 L。

5. 重氮试剂　临用前取上述亚硝酸钠溶液0.5 mL和对氨基苯硝酸溶液20 mL混匀即可。

6. 5.0 g/L叠氮钠溶液。

7. 胆红素标准液

（1）胆红素标准液配制：目前一般用游离（非结合）胆红素配制标准液，此标准液须用含蛋白质的溶剂配制，常用人混合血清，对此血清的要求如下：

收集无溶血、无黄疸、无脂浊的新鲜血清，混合，必要时可用滤菌器过滤。取过滤后的血清1 mL，加入新鲜0.154 mmol/L NaCl溶液24 mL，混合。在414 nm波长、1 cm光径处，以0.154 mmol/L NaCl溶液调零，其吸光度应小于0.100；在460 nm波长处的吸光度应小于0.04。

（2）配制标准液的胆红素须符合下列标准：纯胆红素的氯仿溶液，在25℃，光径（1.000±0.001）cm，波长453 nm条件下，摩尔吸收系数应在（60 700±1 600）L/（m・mol）范围内；改良J-G法偶氮胆红素的摩尔吸收系数应在（74 380±866）L/（m・mol）。

（3）胆红素标准贮存液（171 μmol/L）：准确称取符合要求的胆红素10 mg，加入二甲亚砜1 mL，用玻璃棒搅拌，使成混悬液。加入0.05 mol/L碳酸钠溶液2 mL，使胆红素完全溶解后。移入100 mL容量瓶中，以稀释用血清洗涤数次并转入容量瓶中，缓慢加入0.1 mol/L盐酸2 mL，边加边摇（勿用力摇动，以免产生气泡）。最后以稀释用血清定容。配制过程中应尽量避光，贮存容器用黑纸包裹，置4℃冰箱3日内有效，但要求配制后尽快作校正曲线。

8. 器材　722型分光光度计、恒温水浴箱、移液器、试管等。

【实验操作步骤】

1. 样品的测定　按表2-9所示剂量加入各物质。

表2-9　改良J-G法TB和Bc检测所加试剂量

加入物（mL）	总胆红素管	结合胆红素管	对照管
血清	0.2	0.2	0.2
咖啡因苯甲酸钠试剂	1.6	—	1.6
对氨基苯磺酸溶液	—	—	0.4
重氮试剂	0.4	0.4	—
每加一种试剂后立即混匀，加重氮试剂后室温放置10 min，Bc管置37℃ 1 min			
叠氮钠溶液	—	0.05	—
咖啡因苯甲酸钠试剂	—	1.55	—
碱性酒石酸钠溶液	1.2	1.2	1.2

混匀后，在波长600 nm处，用对照管调零，读取吸光度，在标准曲线上查出相应的胆红素浓度。

2. 校正曲线制作　按表2-10所示剂量稀释胆红素贮存液。

表 2-10　系列胆红素标准液配制所加试剂量

加入物(mL)	管号				
	1	2	3	4	5
胆红素标准贮存液	0.4	0.8	1.2	1.6	2.0
稀释用血清	1.6	1.2	0.8	0.4	—
相当于胆红素浓度(μmol/L)	34.2	68.4	103	137	171

混匀(不可产生气泡),按总胆红素测定法操作。每管平行作 3 份,并分别做标准对照管,用各自的标准对照管调零,读取标准管的吸光度。配制标准液用的溶剂血清中尚有少量胆红素,同样测定吸光度值。每个标准管的吸光度值均应减去此吸光度,然后与相应胆红素浓度绘制标准曲线。

【实验结果与处理建议】

1. 参考区间　血清总胆红素:5.1～19 μmol/L(0.3～1.1 mg/dL);血清结合胆红素:1.7～6.81 μmol/L(0.1～0.4 mg/dL)。

2. 临床意义　血清胆红素测定对溶血性黄疸、肝细胞性黄疸、阻塞性黄疸的鉴别见表2-11。

表 2-11　溶血性黄疸、肝细胞性黄疸、阻塞性黄疸的鉴别

测定指标	黄疸类型		
	溶血性黄疸	肝细胞性黄疸	阻塞性黄疸
血清总胆红素浓度(μmol/L)	<85	17～1190	不全梗阻 170～255 完全梗阻 340～510
结合胆红素浓度(μmol/L)	正常	增加	高度增加
未结合胆红素浓度(μmol/L)	高度增加	增加	增加
Bc/TB(%)	<20	40～60	>60

(刘雪平)

实验六　赖氏法测定血清丙氨酸氨基转移酶

【实验项目背景】

丙氨酸氨基转移酶(ALT)检测包括化学定时法和连续监测两类方法。赖氏法是比色法中比较合理的方法,能最大限度地减小比色法所固有的缺点。但是由于其自身设计原理的不足(参见影响因素),终将被连续监测法或其他先进方法所取代。连续监测法的精密度和特异性较强,但在测定系统中存在两个副反应,使测定结果偏高,可通过使用双试剂及延长温浴时间来克服,但实验条件要求严格,成本高。通过赖氏比色法测定 ALT,可以了解定时法测定酶活性存在的问题,还可学习酶活性工作曲线绘制的方法。

【检测方法原理】

利用比色法分析的原理(反应原理见图 2-4),将样品显色与丙酮酸标准品配制成的系列标

准曲线比较，求出样品中 ALT 活性。

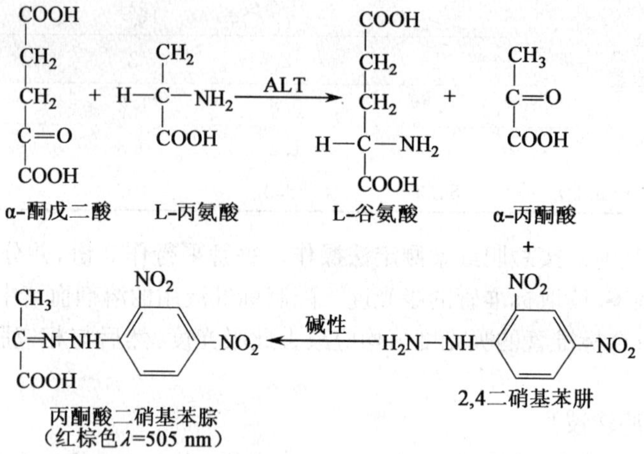

图 2-4 赖氏法测定 ALT 活性的反应原理

【检测影响因素及注意事项】

1. 丙酮酸标准液的配制 必须使用干燥的丙酮酸配制校正曲线，否则不会出现显色反应。每一个点必须做 3 支平行管，且每换一个批号的试剂必须重新绘制曲线。

2. 基质液配制 基质液中的α-酮戊二酸与显色剂 2,4-二硝基苯肼也能呈色，因此，称量必须很准确，每批试剂的空白管吸光度上下波动不应超过 0.015A，如超出此范围，应检查试剂及仪器等方面问题。

3. 标本 血清中 ALT 在室温(20℃)和 4～8℃可稳定 1 周，在－25℃可保存 1 个月。一般血清标本中内源性酮酸含量很少，血清对照管吸光度接近于试剂空白管。所以，成批标本测定时，一般不需要每份标本都作自身血清对照管，以试剂空白管代替即可，但对超过正常值的血清标本应进行复查。

4. 卡门单位 赖氏方法存在底物浓度不足，酶作用产生的丙酮酸的量不能与酶活性成正比，故没有制定自身的单位定义，而是以实验数据套用速率法的卡门单位。赖氏法校正曲线所定的单位是用比色法的实验结果和卡门分光光度法实验结果作对比后求得的，以卡门单位报告结果。卡门法是早期的酶偶联速率测定法，卡门单位是分光光度单位。定义为血清 1 mL，反应液的总体积 3 mL，反应温度 25℃，波长 340 nm，光径 1.0 cm，每分钟吸光度下降 0.001A 为一个卡门单位(相当于 0.48 U)。赖氏法的测定温度原为 40℃，校正曲线只到 97 卡门单位，后来改用 37℃测定将校正曲线延长至 150 卡门单位。

5. 线性范围 赖氏比色法测定由于受底物α-酮戊二酸浓度和 2,4-二硝基苯肼浓度的不足以及反应产物丙酮酸的反馈抑制等因素影响，校正曲线不能延长至 200 卡门单位。当血清标本酶活力超过 150 卡门单位时，应将血清用 0.145 mol/L NaCl 溶液稀释后重测，其结果乘以稀释倍数。

6. 校准曲线绘制 绘制校准曲线时必须注意，由于赖氏方法的特点，每一个点必须做 3 个以上的平行管重复测定，显色后以蒸馏水调零，读取各管的吸光度。求出各标准管的吸光度均值，减去“1”管吸光度均值后，对照赖氏单位绘制校准曲线。由于每批试剂都有差异，因此每换一个批号的试剂必须重新绘制校准曲线。

7. 操作与 NaOH 溶液浓度　加入 2,4-二硝基苯肼溶液后,应立即充分混匀,且各管加入 NaOH 溶液的方法和速度要一致,否则会导致吸光度读数的差异。呈色的深浅与 NaOH 溶液浓度密切相关,NaOH 溶液浓度越大呈色越深。NaOH 溶液浓度<0.25 mol/L 时,吸光度曲线陡降,因此 NaOH 溶液浓度要准确。

【实验准备】

1. 0.1 mol/L 磷酸盐缓冲液(pH 7.4)　A 液:称取 KH_2PO_4 13.61 g,溶解于蒸馏水中,加水稀释至 1 L(即 0.1 mol/L 磷酸二氢钾溶液);B 液:称取 Na_2HPO_4 14.22 g,溶解于蒸馏水中,并稀释至 1 L(即 0.1 mol/L 磷酸氢二钠溶液)。取 80 mL A 液、420 mL B 液混匀,即为 pH 7.4 的磷酸盐缓冲液。加氯仿数滴,4℃保存。

2. 基质缓冲液(200 mmol/L 丙氨酸或 2.0 mmol/L α-酮戊二酸)　精确称取 DL-丙氨酸 1.79 g,α-酮戊二酸 29.2 mg,溶于 0.1 mol/L 磷酸盐缓冲液约 50 mL 中,用 1 mol/L NaOH 调 pH 至 7.4,再加磷酸盐缓冲液至 100 mL,4～6℃保存,该溶液可稳定 2 周。每升底物缓冲液中可加入麝香草酚 0.9 g 或加氯仿防腐,4℃保存。

3. 1.0 mmol/L 2,4-硝基苯肼溶液　称取 2,4-二硝基苯肼(AR)19.8 mg,溶于 1.0 mol/L 盐酸 100 mL,置棕色玻璃瓶中,室温保存。若有结晶析出,应重新配制。

4. 0.4 mol/L NaOH 溶液　称取 NaOH 1.6 g 溶解于蒸馏水中,并加蒸馏水至 100 mL,置具塞塑料试剂瓶内,室温可长期稳定保存。

5. 2.0 mmol/L 丙酮酸标准液　准确称取丙酮酸钠(AR)22.0 mg,置于 100 mL 容量瓶中,加 0.05 mol/L 硫酸至刻度。此溶液不稳定,应临用前配制。

6. 待测标本　病人无溶血血清或质控血清。

7. 器材　722 型分光光度计、水浴箱、移液器、试管等。

【实验操作步骤】

1. 校准曲线绘制　①按表 2-12 所示剂量加入各物质,每管平行做 3 份,取平均值。②向各管加入相应试剂,混匀,放置 5 min,在波长 505 nm 处,以蒸馏水调零,读取各管吸光度,各管吸光度均减"1"号管吸光度为该校准管的吸光度值。③以吸光度值为纵坐标,对应酶活性的卡门单位为横坐标作图,连接各点成平滑曲线即为校准曲线。

表 2-12　赖氏法测定 ALT 所加物质剂量

加入物(mL)	1	2	3	4	5
0.1 mol/L 磷酸盐缓冲液	0.1	0.1	0.1	0.1	0.1
2.0 mmol/L 丙酮酸标准液	0.0	0.05	0.10	0.15	0.20
基质缓冲液	0.50	0.45	0.40	0.35	0.30
2,4-二硝基苯肼溶液	0.5	0.5	0.5	0.5	0.5
混匀,37℃水浴 20 min					
0.4 mol/L NaOH 溶液	5.0	5.0	5.0	5.0	5.0
相当于酶活性浓度(卡门单位)	0.0	28	57	97	150

2. 标本的测定　在测定前取适量的底物溶液和待测血清,37℃水浴预温 5 min 后使用;具

体试剂增加剂量按表 2 - 13 进行。

表 2 - 13　赖氏法测定 ALT 所加试剂量

加入物(mL)	对照管	测定管
血清	0.1	0.1
基质缓冲液	—	0.5
	混匀后,置 37℃保温 30 min	
2,4-二硝基苯肼溶液	0.5	0.5
基质缓冲液	0.5	—
	混匀后,置 37℃保温 20 min	
0.4 mol/L NaOH 溶液	5.0	5.0

室温放置 5 min,在波长 505 nm 处以蒸馏水调零,读取各管吸光度。

【实验结果及处理意见】

1. 计算　测定管吸光度减去样本对照管吸光度的差值为标本的吸光度。该值在校正曲线上查得 ALT 的卡门单位。

2. 参考范围　血清 ALT:5～25 卡门单位。

3. 临床意义　ALT 主要存在于肝细胞的可溶性部分。当肝受损时,此酶可释放入血,致该酶活性浓度增加,故测定 ALT 常作为判断肝受损指标。

急性病毒性肝炎时,ALT 阳性率为 80%～100%,肝炎恢复期,ALT 转入正常;如在 100 U/L左右波动或再度上升为慢性活动性肝炎;重症肝炎或亚急性重型肝炎时,再度上升的 ALT 在症状恶化的同时,酶活性反而降低,是肝细胞坏死后增生不良,预后不佳。因此,监测 ALT 可以观察病情的发展,并作预后判断。

慢性活动性肝炎或脂肪肝 ALT 轻度增高(100～200 U/L),或属正常范围,肝硬化、肝癌时,ALT 有轻度或中度增高,提示可能并发肝细胞坏死,预后不佳。其他原因引起的肝损害,如心功能不全时,肝淤血导致肝小叶中央带细胞的萎缩或坏死,可使 ALT 明显升高;某些化学药物如异烟肼、氯丙嗪、苯巴比妥、四氯化碳、砷剂等可不同程度地损害肝细胞,也会引起 ALT 的升高。

ALT 活性降低常见于磷酸吡哆醛缺乏症。

(刘雪平)

第三章 临床生物化学检验综合应用性实验

本章实验内容注重以临床生物化学检验技术为主线，与临床生物化学检验理论紧密结合，并兼顾临床实际需要。目的是培养学生综合运用知识分析问题、解决问题的能力和从事临床实际生化检验工作的能力。

实验七 分光光度计的性能检查和调校

【实验项目背景】

分光光度计是临床生化检验中广泛应用的一种分析仪器，利用物质的分子或者离子对某一波长范围光有特殊的吸收作用，根据朗伯-比尔定律，一定厚度的溶液在特定波长下产生的光吸收与其中的物质浓度成正比，据此对标本中的物质浓度进行定量分析。

分光光度计在使用一段时间之后，仪器的性能指标可能发生不同程度的变化。因此，在仪器使用过程中和仪器使用前，都需要对仪器的重要性能进行检查和校正，确保仪器处在正常的工作状态。本实验的目的在于掌握分光光度计的性能检查原理和方法，熟悉分光光度计的波长调校方法。

【检测方法原理】

从基本结构而言，分光光度计由五个部分组成，包括光源、单色器、吸收池、检测器和信号指示系统，任一部分出现问题都会影响仪器的分析结果。目前临床生化检测中应用最广泛的722型分光光度计属于单波长单光束分光光度计，其工作的波长范围为330～800 nm，属于可见光范围并包含小部分近紫外区域，用钨卤素灯作为光源。单色器中色散原件是光栅，可以获得波长范围狭窄的接近一定波长的单色光。该仪器以光电管为光接收(测定)原件，并根据测定的信号进行计算，提供吸光度、物质浓度等信息。

《医学实验室质量和能力认可准则》(ISO15189)中明确规定：应确定设备(在安装时及常规使用中)能够达到所要求的性能标准，并且符合相关检验所要求的条件。我国国家质量监督检验检疫总局于2007年发布的关于《紫外、可见、近红外分光光度计》的国家计量检定规程(JJG178—2007)是实验室分光光度计性能评价的指导性文件。临床生化实验室的实际工作中需要定期进行分光光度计性能检查和调校，主要包括光源的检查、波长的准确度检查与校正、吸光度精度检查以及吸收池的光学性能检查等方面。

【实验影响因素及注意事项】

1. 开机预热　分光光度计需要预热，通常是打开电源，打开样品室盖，预热20 min以上，使仪器的光源、光电管等原件处于稳定平衡状态。

2. 试剂配制　实验中所用各种试剂的准确配制对于实验结果至关重要，因此配制时需要特别注意溶质的准确称量和溶剂体积的正确计算，实验结果出现异常时，首先要核查所配置的试剂是否符合要求。

3. 校正和维修　如果检测仪器性能不能达到规定要求，则需要按照说明进行校正和维修，必要时联系厂家的售后服务。在解决问题之前，不宜应用仪器进行临床工作。

【实验准备】

1. 分光光度计(722 型、722S 型和 722N 型等)

2. 吸收池(玻璃或者石英比色杯，光径 1 cm)

3. 镨铷滤光片

4. 溴甲酚绿溶液　①准确称量溴甲酚绿 0.1 g，充分溶解于 7.15 mL 的 0.02 mol/L 的 NaOH 溶液中，转入 250 mL 的容量瓶中，加水定容到 250 mL。②从①中取 10 mL 于 50 mL 容量瓶中，加水定容至 50 mL。③取 0.1 mol/L 的 NaOH 溶液 46.85 mL，0.2 mol/L KH_2PO_4 溶液 25 mL，充分混匀，加水至 100 mL，此为 pH 8.0 的缓冲液。④从②中取 3 mL，转入 50 mL 容量瓶，加 pH 8.0 的缓冲液 20 mL，加水至 50 mL，摇匀，此为成品。

5. 伊文斯蓝标准溶液(100 mg/L)　准确称取伊文斯蓝 100 mg，用蒸馏水溶解，转入 1 000 mL 容量瓶中，补充蒸馏水至刻度线。

6. 重铬酸钾标准溶液(1 g/L)　准确称取已干燥过的重铬酸钾(K_2CrO_4)2.825 2 g，置于烧杯中，用少量蒸馏水溶解，转入 1 000 mL 容量瓶中，添加蒸馏水至刻度线，此为含铬量为 1 g/L 的重铬酸钾溶液，避光保存。

7. 硫酸钴溶液(10.3 g/L)　准确称量硫酸钴($CoSO_4$)2.575 g，置于烧杯中，用 100 mL 水溶解，待完全溶解后转入 250 mL 容量瓶中，加水定容至刻度，此为 10.3 g/L 的硫酸钴溶液。

【实验操作步骤】

(一) 光源检查与校正

打开仪器电源开关，将波长调整在 550 nm 处。在吸收池内放一张白纸片，如果在纸片上看到的黄色光斑均匀，边缘清晰整齐，则光源正常；如果明暗不均，形状异常，则需要调整光源的位置。调整时，旋松灯座固定螺丝，往上下左右四个方向缓慢移动光源灯座，并观察光斑情况，找到恰当的位置，使纸片上的黄色光斑均匀明亮且边缘整齐，然后拧紧灯座固定螺丝。

(二) 波长的检查和校正

1. 利用干涉滤光片检查　①仪器附带的镨铷滤光片为粉红色，实际波长为 529 nm。②仪器预热稳定后设置波长为 529 nm，调节"0"旋钮，使读数为"00.0"。③合上测试样品室盖，使光电管受光，调节透光度"100%"旋钮，使读数为"100.0"。④反复调整"0"和"100%"旋钮后，将镨铷滤光片置于仪器附带的夹持件上并放到比色皿座中，记录透光度读数。⑤按照上述程序，调整仪器波长，在 529 nm 波长附近分别测定各波长下镨铷滤光片的透光度(每改变一次波长均需要重新校对"0"和"100%")。⑥找出透光度最小的波长，即为仪器的实际波长。⑦如果测得的仪器实际波长在(529±1)nm 范围内，表示仪器的波长正常，不必调整。

2. 利用有色溶液检查　如果没有干涉滤光片，也可以利用一些颜色变化明显、光谱吸收峰尖锐而且稳定性好的有色溶液来校正分光光度计的波长。这种方法没有使用干涉滤光片那么精确，但是由于这些有色溶液容易得到，校正效果能基本满足实验室需要，因此在实际工作中经常应用。常用的有以下有色溶液：

（1）利用溴甲酚绿溶液检查：①按照【实验准备】中描述的方法配制溴甲酚绿溶液。②按照上述“1. 利用干涉滤光片检查”中描述的方法，用溴甲酚绿溶液代替干涉滤光片，分析溴甲酚绿溶液的最大吸收（最小透射）波长。③溴甲酚绿溶液的理论最大吸收波长为 616～617 nm，如果测得的最大吸收波长在此范围内，则认为仪器的波长正常。

（2）利用硫酸钴溶液检查：①按照【实验准备】中描述的方法配制硫酸钴溶液（10.3 g/L）。②按照上述“1. 利用干涉滤光片检查”中描述的方法，用硫酸钴溶液代替干涉滤光片，以水为参比，在 490～530 nm 波长范围内测定溶液的吸光度，分析其最大吸收波长的测定值。③硫酸钴溶液的理论最大吸收波长在 510 nm，如果测定值在（510±1）nm 范围内，则认为仪器的波长正常。

3. 分光光度计的波长校正　如果仪器波长不正常，则需要校正。卸下波长手轮，旋松波长刻度盘上的三颗定位螺丝，将理论最大吸收波长刻度指示置于测得的最大吸收波长值处，再旋紧三颗定位螺丝。

（三）吸光度线性检查

实验室中经常使用伊文斯蓝等标准有色溶液进行分光光度计的吸光度检查，并分析其线性，即特定波长下的吸光度与有色物质浓度之间的线性关系，其实验方法如下：

1. 配制伊文斯蓝标准溶液（100 mg/L）　按照【实验准备】中描述的方法配制伊文斯蓝标准溶液。

2. 配制伊文斯蓝系列标准溶液　从 100 mg/L 的标准溶液中分别正确吸取 0.8 mL、1.6 mL、2.4 mL 和 4.0 mL，分别添加蒸馏水定容至 100 mL，浓度分别为 0.8 mg/L、1.6 mg/L、2.4 mg/L 和 4.0 mg/L。

3. 测定伊文斯蓝系列标准溶液吸光度　调整仪器波长为 610 nm，用光径为 1 cm 的吸收池，用蒸馏水调零（透光度为 100%），分别测定上述各溶液的吸光度值。

4. 绘制曲线图　用测定的吸光度对浓度作图，所有的点都应该在同一条直线附近。

（四）吸收池的检查

1. 配制硫酸钴溶液（10.3 g/L）　按照【实验准备】中描述的方法配制硫酸钴溶液。

2. 测定　①运用在上述波长校正过程中测到的硫酸钴溶液的最大吸收波长，选取光径同为 1 cm 的吸收池两个，分别为 A 和 B。②在吸收池 A 中加入测试样本（10.3 g/L 的硫酸钴溶液），在吸收池 B 中加入参比溶液（水），测定并记录吸光度。③在吸收池 B 中加入测试样本（10.3 g/L 的硫酸钴溶液），在吸收池 A 中加入参比溶液（水），测定并记录吸光度。

3. 结果判断　如果两次测得的吸光度差值小于 0.01，则吸收池的均一性符合要求。

还可以选择其他波长，按此方法测定其他样本来观察吸收池的均一性是否符合要求。

（五）灵敏度的检查

1. 配制重铬酸钾溶液（1 g/L）　按照【实验准备】中描述的方法配制重铬酸钾溶液。

2. 配制重铬酸钾应用液（10 mg/L）　准确吸取 1 g/L 的重铬酸钾溶液 1 mL，加水定容至 100 mL，为 10 mg/L 的重铬酸钾溶液。

3. 测定并判断　选择 440 nm 波长，以水为参比，测定并记录 10 mg/L 的重铬酸钾溶液的吸光度。此时的吸光度读数不应该低于 0.01。

（六）分辨率的检查

1. 配制重铬酸钾溶液（1 g/L） 按照【实验准备】中描述的方法配制重铬酸钾溶液（1 g/L）。

2. 配制重铬酸钾应用液 分别准确吸取 1 g/L 的重铬酸钾溶液 3.25 mL 和 3.0 mL，加水定容至 100 mL，分别为 32.5 mg/L 和 30 mg/L 的重铬酸钾溶液。

3. 测定并判断 在 440 nm 波长处，以水为参比，测定两种浓度重铬酸钾溶液的吸光度。两份标本的吸光度差值在 0.01 以上，表示分光光度计的分辨率符合要求。

（七）重复性检查

1. 配制重铬酸钾溶液（1 g/L） 按照【实验准备】中描述的方法配制重铬酸钾溶液（1 g/L）。

2. 配制重铬酸钾应用液 准确吸取 1 g/L 的重铬酸钾溶液 4 mL，加水定容至 100 mL，为 40 mg/L 的重铬酸钾溶液。

3. 测定并判断 在 440 nm 波长处，以水为参比，测定样本的吸光度，测定 5 次。计算各测定值之间的差别，相对误差小于 1%为符合要求。

拓展知识 3-1

【实验结果与处理建议】

在上述分光光度计的性能检查和调校过程中，如果其性能检测结果按仪器说明书调校后仍不符合要求，可与厂商联系，请厂家工程师协助处理。

（陈 安）

实验八 半自动生化分析仪的性能评估

【实验项目背景】

半自动生化分析仪在分析过程中的部分操作（如加样、保温、吸入比色、结果记录等某一步骤）需手工完成，而另一部分操作则可由仪器自动完成。这类仪器的特点是体积小、结构简单、灵活性大，既可分开单独使用，又可与其他仪器配套使用，价格便宜，广泛应用于临床生化实验室中。

半自动生化分析仪在使用之前，或者使用一段时间之后都需要对仪器的重要性能进行检查和校正，确保仪器处在正常的工作状态，因为仪器的性能可能在应用过程中发生不同程度的变化。本实验的目的在于熟悉半自动生化分析仪的性能评估策略和基本评估方法，并了解其判定标准。

【检测方法原理】

半自动生化分析仪是基于分光光度法的基本原理，通过测定特定物质在特定波长下的光吸收来计算标本中该物质的浓度。一台典型的半自动生化分析仪分为以下几个部分：光源、单色器（滤光片，不同型号的仪器所带滤光片数量和波长可能不同，但是基本上都包括 340 nm 和405 nm等波长）、流动比色池、检测器。除此之外，还有恒温系统、吸液系统、存储元件以及输入/输出设备。

我国国家药品与食品监督管理局 2005 年发布的《半自动生化分析仪》国家医药行业标准是临床生化实验室中半自动生化分析仪应用的指导性文件。这些文件均规定：需要在仪器使用前和使用一段时间后对仪器的性能进行全面评估，主要包括杂散光测试、线性试验、重复性试验和交叉污染实验等，根据评估结果进行必要的校正，确保仪器提供数据的准确可靠。

【实验影响因素及注意事项】

仪器本身的性能及环境因素等都会影响临床检测结果。实验中评估仪器的性能是假定除了仪器本身的因素外，其他各种因素都不会影响测定结果。因此在实验过程中，必须保证操作人员充分熟悉仪器的性能和使用方法，保证环境温度、湿度和电压等条件正确稳定，保证所用试剂的正确配制，以避免这些因素带来的影响。

【实验准备】

1. 半自动生化分析仪。

2. 亚硝酸钠($NaNO_2$)标准溶液(50 g/L)　准确称取充分干燥的 $NaNO_2$ 5.000 g，在100 mL烧杯中用少量蒸馏水溶解，然后转入 100 mL 容量瓶中，加蒸馏水定容至 100 mL。

3. 重铬酸钾(K_2CrO_4)标准溶液(1 g/L)　准确称取充分干燥的重铬酸钾 2.825 2 g，置于烧杯中，用少量 0.05 mol/L H_2SO_4 溶液溶解，转入 1 000 mL 容量瓶中，补充 0.05 mol/L H_2SO_4 至刻度线。

4. 氯化钴标准溶液(40 g/L)　准确称取氯化钴($CoCl_2 \cdot 6H_2O$)40.37 g，在烧杯中用少量 0.1 mol/L HCl 溶液溶解，转入 250 mL 容量瓶中，补充 0.1 mol/L HCl 溶液至刻度线。

【实验操作步骤】

(一) 杂散光试验

杂散光是在测定波长之外偏离正常光路到达检测器的光。半自动生化分析仪是通过测定物质的光吸收来工作的，因此在分析过程中不能有杂散光，否则会导致读数偏差。由于 $NaNO_2$ 溶液在 340 nm 波长处对入射光完全吸收而不透光，因此此时的透光度应为零。相反，如果此时有显著超过零的读数，则表明仪器有杂散光的存在。

1. 配制 50 g/L $NaNO_2$ 溶液　按照【实验准备】中描述的方法配制 50 g/L $NaNO_2$ 溶液。

2. 测定　调节自动生化分析仪波长为 340 nm，用蒸馏水调零，测定 50 g/L $NaNO_2$ 溶液的透光度或者吸光度，至少重复测定三次。

3. 判定标准　平均透光度在 0.5%或以下，或平均吸光度在 2.3 或以上，表明仪器的杂散光符合要求。

(二) 吸光度线性试验

自动生化分析仪对物质进行定量分析都是基于朗伯-比尔定律进行的，即在一定范围内标本中待测物质在特定波长下吸光度与其浓度成正比，因此需要进行吸光度线性试验，测定系列浓度的待测物质的吸光度，确定吸光度和浓度之间是否具有线性关系以及存在线性关系的浓度范围。

1. 配制 1 g/L 重铬酸钾溶液　按照【实验准备】中描述的方法配制 1 g/L 重铬酸钾溶液，此为母液。

2. 系列浓度重铬酸钾溶液的配制　用 0.05 mol/L H_2SO_4 溶液稀释，按表 3-1 进行。

表 3-1　系列浓度重铬酸钾溶液的配制

	浓度(mg/L)					
	40	80	120	160	200	240
母液体积(mL)	4	8	12	16	20	24
总体积(mL)	100	100	100	100	100	100

3. 测定 调节仪器波长为340 nm,用0.05 mol/L H_2SO_4 溶液调零,分别测定上述溶液的吸光度,每份标本重复测定3次,计算平均值。

4. 绘制剂量曲线 以各标本中所含重铬酸钾的质量浓度(mg/L)为横坐标,以测得的平均吸光度值为纵坐标,绘制剂量曲线,初步判断吸光度和浓度之间是否存在线性关系。

5. 统计分析 应用相关的统计软件对测定结果进行统计分析,建立“$y=a+bx$”回归方程,并进行相关系数计算和相关显著性检验。

6. 判断 线性图上看出有良好的线性关系,回归方程中 a 接近0,b 接近1,相关系数 r^2 在0.99以上。

(三) 重复性检查

重复性反映仪器分析的精密度,是仪器分析性能的重要指标,实验室中通过重复性试验对仪器的分析精密度进行评估。

1. 配制1 g/L重铬酸钾溶液 按照【实验准备】中描述的方法配制1 g/L重铬酸钾溶液,此为母液。

2. 重铬酸钾应用液配制 从母液中取12 mL,加0.05 mol/L H_2SO_4 溶液定容为100 mL,此为120 mg/L的重铬酸钾溶液。

3. 重复测定 调节仪器波长为340 nm,用0.05 mol/L H_2SO_4 溶液冲洗管道3次,用0.05 mol/L H_2SO_4 溶液调零,连续测量120 mg/L的重铬酸钾溶液的吸光度20次,记录各吸光度值。

4. 结果计算 计算20次测定结果的平均值、标准差和变异系数。

5. 判断标准 半自动生化分析仪的批内变异系数在1%以内。

(四) 交叉污染试验

实验室中通过交替测定高低浓度的标本,比较各测定值来评估半自动生化分析仪在交叉污染方面的性能。

1. 配制40 g/L氯化钴溶液 按照【实验准备】中描述的方法配制40 g/L氯化钴溶液,此为母液。

2. 高低浓度氯化钴溶液的配制

(1) 8 g/L(高浓度):取母液20 mL,用0.1 mol/L HCl溶液稀释至100 mL。

(2) 2 g/L(低浓度):取母液5 mL,用0.1 mol/L HCl溶液稀释至100 mL。

3. 测定 ①调节自动生化分析仪波长为510 nm,0.1 mol/L HCl溶液调零。②用2 g/L的氯化钴溶液冲洗管道3次,测定2 g/L的氯化钴溶液,测定标本体积为1 mL,测定4次,测定值分别为 $L_1 \sim L_4$。③同样的方法测定8 g/L的氯化钴溶液测定4次,测定值分别为 $H_1 \sim H_4$。④重复上述2和3步骤的顺序反复测定2次,最后按照上述2测定一次,得到4组低浓度标本测定值和3组高浓度标本测定值。

4. 结果计算

$$CO_{LH}=\frac{(H_2+H_3+H_4)/3-H_1}{(H_2+H_3+H_4)/3-(L_2+L_3+L_4)/3}\times 100\%\text{(低对高)}$$

$$CO_{HL}=\frac{L_1-(L_2+L_3+L_4)/3}{(H_2+H_3+H_4)/3-(L_2+L_3+L_4)/3}\times 100\%\text{(高对低)}$$

5. 判断 样本间的平均交叉污染率在1%以下提示仪器的交叉污染可以接受。

拓展知识 3-2

【实验结果与处理建议】

在上述仪器性能评估实验中，如果其性能检测结果不符合要求，可按仪器说明书进行必要的校正或与厂商联系，请厂家工程师协助处理。实验室应妥善保存仪器校准记录。

（陈 安）

实验九 自动生化分析仪性能评价

【实验项目背景】

自动生化分析仪是利用物理、化学、计算机等技术对生物化学物质分析过程实现操作自动化的设备，其自动化过程包括样本的识别与传递、样本探测和加样、样品针清洗、加试剂、试剂针清洗、控制检测条件（如温度、波长、时间）、反应杯的比色、数据处理和输出、系统维护等。自动生化分析仪是临床实验室最重要的设备，一次性投资较大，其国内外品牌很多，每个品牌都有各档次系列产品。在选购前，要多比较，多考察，主要看其自动化程度、检测范围、分析速度、波长范围、试剂位、样本位、取液量及最小反应体积、智能监测、试剂供应（配套或开放）等一般性能，选择适宜产品。

拓展知识 3-3

目前，国家食品药品监督管理局（SFDA）对生化分析仪有严格的要求，实验室必须购买符合准入要求的仪器。2009年6月1日起实施的《全自动生化分析仪》行业标准（YY/T 0654—2008），该标准适用于使用液体试剂的全自动生化分析仪，规定了相关的术语、分类、定义、要求、试验方法、检验规则等内容。以下介绍本标准相关项目的检定原理、方法及技术要求。

【检测方法原理】

全自动生化分析仪测定物质的基本原理是分光光度法。因此，要保证检测结果准确可靠，需要保证仪器有稳定可靠的分光系统、精密的吸液量、高效的清洗系统、准确的反应恒温系统、稳定可靠的光电检测器等。这些性能可通过杂散光、吸光度稳定性准确度、吸光度线性误差、样本携带污染、吸收池温度准确度等试验来评估。对达不到检定性能要求的项目，需进行校正，以达到自动生化分析仪的性能要求。

【实验准备】

本实验需准备的器材为：自动生化分析仪（各型号均可）、50 g/L $NaNO_2$ 溶液（理论峰值波长 340 nm）、硫酸铜（$CuSO_4$）标准溶液（吸光度值 0.50）、重铬酸钾标准液（吸光度值 0.50 和 1.00）和橘红 G。

【实验操作步骤】

1. 吸光度稳定性分析 在生化分析仪上，测定时间为仪器标称的最长反应时间或 10 min，测定间隔为仪器读数间隔或 30 s，以蒸馏水为空白，在 340 nm 波长处，对重铬酸钾标准液（吸光度值 0.50）进行吸光度测定；在 600～700 nm 任一波长处，对硫酸铜标准液（吸光度值 0.5）进行吸光度测定。分别计算最大值与最小值之差，10 min 内吸光度的最大变化值应不大于 0.01。

2. 杂散光测定 杂散光是指测定波长以外的，偏离正常光路直接到达光电检测器的光。在分析过程中不能有杂散光，否则会导致检测误差。在 340 nm 波长处，50 g/L $NaNO_2$ 溶液对入射光完全吸收，其透光度应为零，如果有超过零的读数，则表明有杂散光。用蒸馏水调零，测定 50 g/L $NaNO_2$ 溶液的吸光度，至少重复测定 3 次，平均吸光度应不小于 2.3。

3. 吸光度重复性分析　在 340 nm 波长处，以蒸馏水调零，用吸光度为 1.00 的重铬酸钾标准液，加入量为分析仪标称的最小反应体积，反应时间为标称的最长反应时间或 10 min，测定吸光度值 20 次，计算变异系数(CV)，CV 应小于 1.5%。

4. 吸光度准确度分析　在 340 nm 处，以蒸馏水调零，用吸光度分别为 0.50 和 1.00 的重铬酸钾标准液，测定吸光度 3 次，计算平均值。平均值与标准吸光度值比较，吸光度为 0.50 的误差应小于 0.025，吸光度为 1.00 的误差应小于 0.07。

5. 吸光度线性分析　应对分析仪 340 nm 和 450～520 nm 范围内任一波长进行线性范围测定，各波长色素原液配制方法见表 3-2，色素原液的吸光度应比分析仪规定的吸光度上限高 5% 左右。

表 3-2　色素原液配制方法

波长(nm)	溶质	溶剂(可加 0.01%TritonX-100)
340	重铬酸钾	0.05 mol/L 硫酸溶液
450～520	橘红 G	去离子水

用相应的稀释液将色素原液按 0/10，1/10，2/10，3/10，4/10，5/10，6/10，7/10，8/10，9/10，10/10 稀释。在生化分析仪上，以溶剂调零，测定各浓度溶液的吸光度，重复 5 次，计算平均值。以浓度为横坐标，吸光度平均值为纵坐标，画出散点图，根据线性方程模型 $A=a+bC$，以 0/10，1/10，2/10，3/10 四个点用最小二乘法进行线性拟合回归。

$$b=\frac{n\sum_{i=1}^{n}A_iC_i-\sum_{i=1}^{n}A_i\sum_{i=1}^{n}C_i}{n\sum_{i=1}^{n}C_i^{\,2}-\left(\sum_{i=1}^{n}C_i\right)^2}\qquad a=\frac{\sum_{i=1}^{n}A_i}{n}-b\times\frac{\sum_{i=1}^{n}C_i}{n}$$

式中：A_i 为某浓度点实际测定的吸光度的平均值，a 为拟合的截距，b 为拟合的斜率，C_i 为对应点的浓度，i 为浓度序号，n 为拟合点数。

对后 7 个点按照下列公式计算各点的相对偏倚(D_i)。

$$D_i=\frac{A_i-(a+b\times C_i)}{a+b\times C_i}\times 100\%$$

如果相对偏倚在±5 %内的点，其最大吸光度不小于 2.0，即在线性范围内。

6. 样品携带污染率测定

(1) 橘红 G 原液配制：用人血清溶解适量橘红 G，配制 340 nm 处吸光度约为 200 的橘红 G 原液。

(2) 橘红 G 原液吸光度测定：将橘红 G 原液准确稀释 200 倍，在生化分析仪上用 340 nm，蒸馏水调零测定吸光度，重复 20 次计算均值，乘以稀释倍数得橘红 G 原液的理论吸光度 $A_{原}$。

(3) 携带污染率测定与判断：以蒸馏水为试剂，以原液、原液、原液、蒸馏水、蒸馏水、蒸馏水的顺序为一组样品，以生化仪标称最大样品量测定反应结束时的吸光度，重复 5 组测定；每组测定中，第 4 个样品的吸光度为 A_{i4}，第 6 个样品的吸光度为 A_{i6}，i 为该测定组的组号。按下式计算各组携带污染率 K_i。

$$K_i=\frac{A_{i4}-A_{i6}}{A_{原}\times\frac{V_s}{V_s+V_r}-A_{i6}}\times100\%$$（V_s 为样品加入体积，V_r 为试剂加入体积）

计算 5 组的平均携带污染率，应不大于 0.5%。

7. 吸收池温度测定　将精度误差小于 0.1℃的温度检测仪探头置于制造商指定的位置，在温度显示稳定后，每隔一个读数间隔或 30 s 测定一次温度值，测定时间为分析仪标称的最长反应时间或 10 min，记录各温度值。分别求出平均温度值，平均温度值与设定温度值之差为温度准确度误差，应不大于 0.3℃；最大值与最小值之差的一半即为温度波动度，应不大于 0.2℃。

8. 加样准确度与重复性　用称量法测定：①将分析仪、除气蒸馏水置于恒温、恒湿实验室内平衡数小时后开始试验；准备适当容器（可防水挥发），在分度值 0.01 mg 的电子天平上称量。②将容器放到分析仪上合适位置，控制试剂针（或样品针）往该容器中加入设定量的除气蒸馏水，重复加入并称量 20 次。每次实际加入量（体积）等于加入除气蒸馏水的质量除以当时温度下纯水的密度。③计算均值、标准差、变异系数，加样误差以下式计算：

$$加样误差=\frac{实际加入量均值-设定加入量}{设定加入量}\times100\%$$

对仪器标称的试剂（或样品）最大、最小（样品增加 5 μL 加注量）加注量进行检测，其准确性误差不超过 5%，变异系数（重复性）不超过 2%。

9. 临床项目的批内精密度　用生化分析仪厂商指定的试剂、校准品及相应的检测程序，对规定浓度范围内的 ALT、Urea、TP 的质控血清或病人新鲜血清进行检测，各重复 20 次测定，计算变异系数，变异系数应满足表 3-3 要求。

表 3-3　临床项目批内精密度要求

项目名称	浓度范围	变异系数(CV)要求
丙氨酸氨基转移酶(ALT)	30～50 U/L	≤5%
尿素(Urea)	9.0～11.0 mmol/L	≤2.5%
总蛋白(TP)	50.0～70.0 g/L	≤2.5%

【实验结果与处理建议】

1. 实验室在新购置仪器或修理后应主动与计量部门联系，以尽早取得检定合格认定证书。关于仪器性能不可接受时的校准问题，可按仪器说明书或由厂商工程师完成，实验室应妥善保存仪器校准记录。

2. 上述性能评价主要是对全自动生化分析仪性能评估。由于每个生化分析项目是由生化分析仪和与其配套的特定试剂、校准品、质控品、检测方法、操作程序等组成的生化检测系统完成的。因此，仅仅仪器性能达到要求并不能保证分析结果的准确、可靠。

3. 使用完整、有效的分析系统是保证检验质量的前提，检验结果量值溯源性是实验室间检验结果可比性的基础。完整的生化检测系统规定了适用范围、样本种类、配套试剂与校准物，以及与检验结果质量相关的方法特征，如线性范围、精密度、正确度（量值溯源性）、干扰因素和参考区间等，其中任何一项发生改变都可能影响检测结果或检验结果的判定。当临床实验室建立了某检测项目所用分析方法的规范操作程序，完成了对其方法性能的评价，并能表明其检验结果量值溯源性时，就形成了该检测项目一个新的完整、有效的分析系统，这样的系统一旦建立，不应该随意改变。

（袁永强）

实验十 临床生物化学检验方法学评价

病人临床检测结果的可靠性是由一个性能良好的临床检测系统保证的，临床检测系统是指完成一个检验项目所涉及的检测方法、仪器、试剂、校准品、控制物和操作程序等的组合。因此，当某个临床检验项目涉及的上述任何一个环节发生改变，都需要对检测系统重新进行性能评价，即通过设计的实验途径，分析改变后的检测系统的误差，以此判断新检测系统的精密度与准确度能否满足临床检验的质量要求。这就是以下的几个方法学评价实验的作用，是临床检验工作和与之相关的实验室研发工作经常要做的实验。

一、重复性试验

【实验设计原理】

重复性试验主要是用来分析某临床检测项目重复测定时的随机误差，以此评价检测系统或检测方法的精密度(precision)。因此，通过对同一标本分成数份试验样品，进行多次(一般为 20 次)分析测定，计算其 $\bar{x}$、s 与 CV。重复性试验有三种形式：①批内重复性试验：在同一条件下，对同一标本在尽可能短的时间内进行 m(4～5)轮，每轮 n(4～5)次重复测定，累计总共的 20 次测定结果，计算其 $\bar{x}$、s 与 CV，一般 CV 值应小于 5%。②天内重复性试验：同一天内对同一标本或数个标本作数批重复测定，累计总共的 20 次测定结果，计算其 $\bar{x}$、s 与 CV，天内 CV 值大于批内 CV 值。③天间重复性试验：将同一标本每天一次随机插入常规标本中测定，连续 20 个工作日，这样得到的 CV 值比上述批内与天内的大，能反映实际工作的情况。

本教学实验以血糖 GOD - POD 法测定作批内重复性试验。

【实验影响因素及注意事项】

1. 分析样品的选择　标准液、控制物溶液、病人标本或混合血清均可。作批内重复性试验，用标准液可以得到各种不同浓度，较简便，它代表了最好的重复性性能。进行天间重复性试验时，用冻干质控血清较好，因其稳定、方便。

2. 分析物浓度的选择　宜选择在医学上具有决定性意义的浓度进行试验，因为这种浓度在临床分析实验结果时最有用处。血糖的医学决定水平值为 2.8 mmol/L、6.7 mmol/L 和 8.9 mmol/L。

3. 结果计算　用于评价方法精密度的变异系数应该是剔除离群值后的计算结果。

【实验准备】

1. 血糖质控血清制备　收集无溶血、无脂浊、无肝炎病毒污染的人多份血清标本，混合后分装冻存作为本实验模拟质控血清使用。

2. 试剂盒　购买稳定性较好的血糖标准血清和葡萄糖氧化酶法试剂盒。

3. 仪器检查和校准　本实验所用半自动生化分析仪、分光光度计等仪器的检查和校准，如比色杯是否清洁、光源、波长检查等。

4. 恒温水浴箱　用于水温控制。

【实验操作步骤】

1. 数据测定　将血清标本作 5 轮，每轮 4 次血糖测定，按 GOD－POD 试剂盒说明书操作，获得 20 个测定数据。

2. 检验 20 次测定数据中的离群值　如存在异常值时应剔除。对小样本测定来讲，可采用 Grubbs 检验来判断是否存在离群值。公式如下：

$$G=\frac{|x_d-\overline{x}|}{s}$$

式中，x_d 为离群值；$\overline{x}$为包括离群值在内的测定值的均数；s 为包括离群值在内的测定值的标准差。如果计算的 G 值大于系数表中相应显著水平的 a 和测定次数 n 时的临界值 $G_{a,n}$（参见附录 4)，则将 x_d 作为异常值舍弃。有两个或两个以上离群值，分布于均数两侧，如果一个数据决定舍去，那么再检验另一个数据时，测定次数应该作为减少一次来处理；而且此时应该选择 99% 的置信水平。

3. 批内精密度计算　按照批内精密度的计算公式，计算 5 轮每轮 4 次测定值的平均数($\overline{x}$)、标准差(s)和变异系数(CV%)。

批内均数＝每轮测定值均数之和(Σx)/测定轮数(m)

$$批内标准差(s_w)=\sqrt{\frac{\sum s_i^2}{m}}$$

式中，s_i^2 为 5 轮各次测定值的方差。

回收浓度＝分析样品测得浓度－基础样品测得浓度

变异系数(CV%)＝批内标准差 s_w/批内均数×100%

【实验结果与处理建议】

1. 判定误差是否在允许范围　临床检验实验室确定的检测项目质量目标可以用总允许误差(allowable total error，TEa)的形式表示。批内不精密度的判断限是 1/4“允许误差范围”，批间不精密度的判断限是 1/3“允许误差范围”。“允许误差范围”可以用美国临床实验室改进修改法案(CLIA88)规定的可接受范围，其中，葡萄糖：靶值 mmol/L(mg/dL)±0.33 mmol/L(6 mg/dL)或±10%靶值(取大者)。

2. 分析误差原因　对于超出允许误差范围的实验结果，分析误差原因。

二、回收试验

【实验设计原理】

回收试验主要是用来分析某临床检测方法正确测定加入常规分析样品中的纯分析物的能力，目的是测定比例系统误差，以此评价候选方法的准确度(accuracy)。因此，通过将被分析的纯品标准液加入病人样品中，作为分析样品，将原病人样品加入相同量的无分析物的溶液作为基础样品，然后用同样的检测方法测定，两者测定结果的差值为回收量。测得值与理论值之比乘以 100%即为回收率，合格的回收率应为 100%±5%。

本教学实验以血糖 GOD－POD 法测定血糖的回收率。

【实验影响因素及注意事项】

1. 准确加量 是本试验最主要的技术关键，因为被分析物的理论值是根据加入标准液体积及原样品的体积计算所得，吸量稍有不准，就会影响结果。所以，选择经过校准的吸管，严格地清洗与干燥，以及按正规要求吸量均很重要。

2. 样品浓度 样品中加入标准液后，总的浓度必须在测定方法的分析范围内，加入标准液后，最好使实验样品中被测浓度达到医学决定水平的浓度。一般须做加入高、中、低不同浓度的回收试验，计算平均回收率。

3. 加入标准液的体积 加入标准液的体积在整个样品中要少，一般在10%以内。若稀释过大，误差将发生改变。

【实验准备】

1. 葡萄糖标准液(80 mmol/L)和生理盐水。

2. 血清标本 收集无肝炎病毒、无溶血、无脂浊的人混合血清，先用GOD-POD法测定血糖浓度，再用生理盐水稀释血糖浓度至2.2 mmol/L备用。

3. 试剂盒和仪器 血糖检测试剂盒和仪器准备与重复性试验相同。

【实验操作步骤】

1. 样品制备

(1) 基础样品：血清0.9 mL＋生理盐水0.1 mL。

(2) 分析样品Ⅰ：血清0.9mL＋80 mmol/L葡萄糖标准液0.01 mL＋生理盐水0.09 mL。

(3) 分析样品Ⅱ：血清0.9 mL＋80 mmol/L葡萄糖标准液0.06 mL＋生理盐水0.04 mL。

(4) 分析样品Ⅲ：血清0.9 mL＋80 mmol/L葡萄糖标准液0.09 mL＋生理盐水0.01 mL。

2. 血糖浓度测定 按GOD-POD试剂盒说明书测定各制备样品的血糖浓度，每份样品作双份检测，结果取平均值。

3. 计算

$$\text{加入浓度(mmol)}=\text{标准液浓度}\times\frac{\text{标准液量(mL)}}{\text{血清量(mL)}+\text{标准液量(mL)}+\text{生理盐水(mL)}}$$

$$\text{回收浓度}=\text{分析样品测得浓度}-\text{基础样品测得浓度}$$

$$\text{回收率(\%)}=\frac{\text{回收浓度}}{\text{加入浓度}}\times 100\%$$

【实验结果与处理建议】

一般检验方法，要求回收率在95%～105%之间。比例系统误差＝100%－平均回收率，它表明一个含葡萄糖真值为6.7 mmol/L的标本，若用该方法测定的结果约为：真值6.7×平均回收率，误差＝真值6.7×比例系统误差。以此评价检测方法的准确度。

拓展知识3-4

三、干扰试验

【实验设计原理】

干扰试验是测定非特异性(nonspecificity)和干扰(interference)两者引起的误差，既用于检测某方法的特异性，也用于检测干扰物质对方法的干扰作用，以评价某临床检测方法的准确度。

加入的干扰物浓度一定时，产生的误差是恒定系统误差，误差的实际大小随干扰物浓度而异。基本方法与回收试验一样，只是干扰试验中加入的是疑有干扰或非特异性反应的物质而不是标准液。

本教学实验选用尿酸作 GOD－POD 法测定血糖的干扰物，尿酸可以和 GOD 反应生成的 H_2O_2 发生反应，使部分 H_2O_2 不能参与第二步 POD 的偶联反应，从而降低显色强度，产生负的测定误差。

【实验影响因素及注意事项】

1. 加入可疑干扰物的浓度　应达到有临床价值的范围，最好达到病理标本的最高浓度值，在确认有影响后还应测定在何浓度时，产生的误差在临床上无意义，即确定使分析结果影响试验临床应用价值的最低可疑物浓度值。

2. 可疑干扰物　可根据被检测物质的检测方法原理，提出可能的干扰物。一般常考虑的是用胆红素、溶血（血红蛋白）、脂血、防腐剂、抗凝剂等干扰物进行试验。但干扰试验有一定的局限性，因为人们只能试验部分物质的影响，还有许多药物和食物成分未经试验，亦不能认为无关。

3. 其他注意事项　与回收试验相同，如准确加量也是本试验最主要的技术关键，加入干扰物的体积一般应控制在整个样品的 10％以内。

【实验准备】

1. 尿酸标准液（9.0 mmol/L）配制　称取碳酸锂（AR）90 mg，溶解在 40 mL 蒸馏水中，加热至 60℃使其完全溶解。称取尿酸（MW168.11）1 513 mg 溶于热碳酸锂溶液中，冷却至室温，移入 100 mL 容量瓶中，用蒸馏水准确定容，贮存于棕色瓶中备用。

2. 其他准备　血清标本、血糖检测试剂盒和仪器准备与重复性试验相同。

【实验操作步骤】

1. 样品制备

（1）基础样品：血清 0.9 mL＋蒸馏水 0.1 mL。

（2）干扰样品Ⅰ：血清 0.9 mL＋9.0 mmol/L 尿酸标准液 0.05 mL＋蒸馏水 0.05 mL。

（3）干扰样品Ⅱ：血清 0.9 mL＋9.0 mmol/L 尿酸标准液 0.1 mL。

（4）尿酸样品：蒸馏水 0.9 mL＋9.0 mmol/L 尿酸标准液 0.1 mL。

2. 测定与计算　所有各样品均作双份葡萄糖 GOD－POD 法测定，取平均值。加入值的计算同回收试验。

$$\text{干扰物加入值}=\text{干扰物溶液浓度}\times\frac{\text{干扰物溶液量(mL)}}{\text{血清量(mL)}+\text{干扰物溶液量(mL)}+\text{蒸馏水量(mL)}}$$

$$\text{干扰值(mmol/L)}=\text{干扰样品测定值}-\text{基础样品测定值}$$

$$\text{干扰率(\%)}=\text{干扰值}/\text{基础值}\times 100\%$$

【实验结果与处理建议】

根据上述计算结果和 CLIA’88 规定的葡萄糖可接受范围，分析干扰物带来的测定误差在临床上有无意义？非痛风症患者的血尿酸浓度使葡萄糖测定带入的误差，有无临床意义？病理性痛风症患者的血尿酸浓度上限使葡萄糖测定带入的误差，是否会影响临床应用。

消除干扰的常用方法有：①作空白（对照）试验。一是试剂空白，可以校正标本读数中的试剂部分；另一种是标本空白，用以补偿标本中被测物以外的其他物质的影响。②采用各种物理、化学的方法、分离除去干扰物。③近年来出现的由计算机控制的双波长或多波长检测仪器，在排除干扰因素方面既有效又简便。

四、方法比较试验

【实验设计原理】

方法比较试验是用于检测候选方法的系统误差，对一批样本同时用候选方法和对比方法进行测定，计算出两种方法测定结果的差异，以此估计候选方法在检测样本时可能引入的误差。若选择准确度高的参考方法作为比较方法，可把两个方法间的任何分析误差都归于候选方法。

本教学实验以血糖的参考方法 HK 法作对比方法来评价 GOD－POD 法测定血糖的总系统误差。

【实验影响因素及注意事项】

1. 试验样品数　一般测定 40～100 例，包括各种疾病的样品，即包括在常规工作中可能遇到的整个分析范围(其中 25％的标本低于参考范围下限，50％标本在参考范围之内，25％标本高于参考范围)。选择合适的样品比增加试验样品的数目更为重要。

2. 重复分析　一般每个样品用两种方法各测定一次，最好各测定两次，不是平行测定，而是分两批进行。两种方法分两批测定，在同一天的 4 h 之内进行。每天测定 2～5 个样品，测定5～20 天。

【实验准备】

1. GOD－POD 法血糖试剂盒和 HK 法血糖试剂盒。
2. 血清标本 40 份或以上，其浓度尽可能覆盖 GOD－POD 法的线性范围。
3. 仪器准备与重复性试验相同。

【实验操作步骤】

1. 标本侧定　用 GOD－POD 和 HK 两种方法，按试剂盒说明书对 40 份血清标本分别作双份测定。每次(天)测定 8 个标本，双份测定时第一次按顺序 1,2,…,7,8，第二次将顺序颠倒过来，按 8,7,…,2,1，取均值。共测试 5 次(天)。

2. 作散点图　将实验结果作散点图，x 轴代表比较方法的测定值，y 轴代表候选方法的测定值，进行双份测定时，候选方法的第一次结果与对比方法的第一次结果作图；第二次结果也如此。

3. 统计处理　如果 x、y 之间呈直线关系，可作直线回归的统计处理，计算回归方程($y=a+bx$)和相关系数(r)。回归线的截距 a 代表恒定误差，回归系数(回归线的斜率)b 代表比例误差，相关系数 r 代表两种方法的相关性是否密切。将候选方法的系统误差(SE)与不同医学决定水平(x_c)的允许误差(E_A)作比较，按下面公式计算，以确定候选方法的 SE 是否可接受。

$$|(a+bx_c)-x_c|<E_A$$

【实验结果与处理建议】

在方法比较试验中的相关系数 r 可作为候选方法可否接受的一种指针，但 r 值随病人标本测定范围的增加而增大，因此，在配对资料分析中，不应片面地根据相关系数 r 来判断两种方法分析结果的符合程度。

实际方法比较时，x 与 y 值都有偶然误差存在，b 与 a 只是估计值，需要确定其置信限。在评价一种候选方法时，如果 $a=0$，b 的数值稍偏离 1.0，那么这种偏离程度是否小到可以忽略不计，因而使候选方法可以接受，这就需要参考 a 及 b 值的变动范围，根据经验判断是否适用于临床检验的目的。

拓展知识 3-5

（林雪松）

实验十一　临床生物化学检验试剂盒性能评价

在临床生化检验工作中，自动化检测仪器和试剂盒已经被普遍应用，研发临床化学体外诊断试剂盒既能给商家带来商机，同时，试剂盒的质量也成为影响临床检测结果正确性的一个重要因素。因此，无论你将来要从事临床检验工作，还是试剂盒研发销售工作，都要具备识别试剂盒质量的能力。下面这些验证试验是评价临床化学体外诊断试剂盒质量的基本方法。

一、线性范围试验

【实验设计原理】

通过测定被测物质的已知浓度/活性与检测系统测定值之间的反应曲线接近直线的程度，评价该试剂盒的测定线性范围是否符合要求。对试剂盒测定线性范围的要求是能覆盖该项目临床常见的病理水平，以减少样品稀释重测的机会。

本教学实验是通过对不同浓度的葡萄糖标准溶液用 GOD－POD 试剂盒测定其相应的吸光度，然后以葡萄糖标准浓度为横坐标，以测得的吸光度为纵坐标，绘制剂量反应曲线（dose-response curve），评价其线性范围。

【检测影响因素及注意事项】

1. 加量要求　葡萄糖标准液的加量必须十分准确，应用计量性能准确度很高的微量加样器加样。另外操作中的每一步取样量也都要力求准确。

2. 标本介质　作为线性评价的标本其介质应与实际测定的标本相一致（如血清或其他体液），理想的标本是病人的低或高值标本，这往往不易收集到，可用病人的混合标本加入分析物作为高值标本，用正常人的标本作为低值标本（必要时可作处理，如分析物为酶可以加热，小分子化合物可以透析，脂质可用超离心或多阴离子沉淀）。

【实验准备】

1. 低值标本　5.5 mmol/L 葡萄糖标准液配制（放置 2 h 后应用），模拟病人低值血清。

2. 高值标本　25.0 mmol/L 葡萄糖标准溶液配制（放置 2 h 后应用），模拟病人高值血清。

3. 试剂盒和仪器　血糖检测试剂盒和仪器准备与实验十相同。

【实验操作步骤】

1. 浓度范围的确定，线性评价应有 5 个不同浓度，可选择低值和高值标本各一个，低值标本为 1 号，高值标本为 5 号，二者 3∶1 混匀为 2 号，等份混匀为 3 号，1∶3 混匀为 4 号，2－4 号标本的浓度按下式计算：

$$标本浓度=\frac{C_1V_1+C_5V_5}{V_1+V_5}\quad（C 为浓度，V 为体积）$$

2. 标本测定　按表 3－4 所示分别加入各物质，每管各做 4 份。

表 3-4 线性范围测定所加试剂量

加入物	空白管	1(A)	2(B)	3(C)	4(D)	5(E)
葡萄糖标准液(μL)/管	—	20	20	20	20	20
蒸馏水(μL)/管	20	—	—	—	—	—
酶酚工作液(mL)/管	3	3	3	3	3	3

混匀，置37℃水浴15 min，冷却至室温。5个不同浓度的标本，随机排列，在505 nm处，用蒸馏水调零，测各管吸光度。

3. 离群点检查　将每个标本(x_1 到 x_5)4次测定的结果从大到小排序列成 y_1-y_4；计算离散值(D)；将离散值与界线值比较，确定有无离群点。计算 $D=y_1-y_4$、$D_1=(y_1-y_2)/D$ 和$D_2=(y_3-y_4)/D$。若 D_1 和 D_2 中的数据均未超过界限值 $P_{0.05}=0.765$ 和 $P_{0.01}=0.889$，说明本组数据未发现离群点。若 D_1 和 D_2 中的数据有超过界限值 $P_{0.05}=0.765$ 和 $P_{0.01}=0.889$，说明该数据为离群点。

4. 计算均值　计算每个标本去除离群点后测定结果的均值。

5. 绘制曲线图　以葡萄糖浓度值为横坐标，测定的吸光度均值为纵坐标，在坐标纸上作图。

【实验结果与处理建议】

若所有梯度浓度实验测试点在坐标纸上呈直线趋势，即可采用回归分析，求出此直线的截距 a 和斜率 b，建立直线回归方程 $y=a+bx$，并求出相关系数(r)。

要求 a 接近于0，b 在0.97～1.03之间。若满足此条件，则可直接判断该试剂盒的线性范围是否合乎要求。若 a 偏大，$b<0.97$ 或 $b>1.03$ 则认为在低浓度或高浓度处的实测值与预期值间存在较大偏差。可舍去某一组数据，另作回归分析，直到 a 接近于0，b 在0.97～1.03之间，此时变窄的线性范围即为真实的可报告范围。

一旦试剂盒测定的线性较试剂盒说明书标定的线性范围变窄即应废弃。测定线性范围太窄时，被检样品的含量超出测定线性范围，必须改变样品与试剂体积的比例，重新测定才能得到准确结果，常规工作中需调整标本量，重做的标本多，造成人力、物力、财力和时间的浪费。

造成试剂盒线性范围变窄的原因可能是由于试剂配料中组分投料不足；或试剂配制后组分稳定性差；或因运输或储存不当等导致试剂组分的含量发生变化。酶法测定时，有时当酶量相对不足时，用标准液所作的线性范围可以达到指定的高值，但在测定同样高值样本时，结果却明显偏低，这往往是样本中介质效应引起的，应予以注意。

二、时间反应曲线试验

(一) 终点法时间反应曲线试验

【实验设计原理】

终点法是测定化学反应达到平衡时产物的生成量，又称平衡法。用略高于参考值上限的标准液或定值血清进行测定，观察反应达到平衡期的时间以及显色稳定的时间。反应达到平衡后，吸光度最大并维持不变，这一期间为反应平衡期。

【实验准备】

准备8.9 mmol/L葡萄糖标准溶液，其他与实验十相同。

【实验操作步骤】

1. 测定　按 GOD－POD 血糖试剂盒说明书规定的取样量分别取蒸馏水(视为试剂空白)和葡萄糖标准液,并按说明书规定量加酶工作液。以蒸馏水作空白调零,每分钟记录吸光度 1 次,连续监测 10 min。

2. 绘图　以吸光度为纵坐标,反应时间为横坐标作图,观察平衡期出现、持续和终止的时间点。

【实验结果与处理建议】

1. 对试剂空白的分析　试剂空白的反应时间曲线应平坦,吸光度在整个反应期间无明显波动,否则说明试剂本身不稳定,会导致测定偏差。若试剂空白的吸光度大于规定标准,表示试剂质量有了变化不能使用,否则会影响测定的精密度和准确度。

2. 对反应结果的分析　反应达到平衡后,吸光度最大并维持不变,这一期间为反应稳定期。终点法测定应在这一期间读取吸光度,尤其是对显色不稳定的反应,应严格控制比色测定在稳定期内完成。反应达到平衡的时间应在试剂盒规定的分析仪读取测定吸光度的时间之前。反应速度慢的原因,常为试剂中酶量不足或酶质量不好,或反应条件不是最适条件。

(二) 连续监测法时间反应曲线试验

【实验设计原理】

连续监测法测定的是酶促反应的初速度。本实验用 HK 法血糖试剂盒进行测定,连续观察该反应中的延迟期、线性期和混合期的整个过程,

【实验准备】

准备 8.9 mmol/L 葡萄糖标准溶液和 HK 法血糖试剂盒,其他与实验十相同。

【实验操作步骤】

1. 测定　按 HK 法血糖试剂盒说明书规定的取样量分别取蒸馏水(视为试剂空白)和葡萄糖标准液,并按说明书规定量加酶工作液。以蒸馏水作空白调零,每 2～10 s(可根据反应情况进行调整)记录一次吸光度,连续监测 10 min。

2. 绘图　以吸光度为纵坐标,反应时间为横坐标作图,观察延迟期、线性期、混合期的出现、持续和终止的时间。

【实验结果与处理建议】

1. 对试剂空白的分析　①观察试剂空白值是否符合规定。反应速度上升型的试剂空白吸光度越低越好,若高于说明书中规定值则不宜使用;反应速度下降型的试剂空白吸光度应在 1.5 左右,低于说明书中规定值者不宜使用。②试剂空白的酶促反应时间曲线平坦,吸光度变化不大,$\Delta A/\text{min} \leqslant 0.001$,若大于此值,表明试剂本身分解变化,会造成测定结果误差。

2. 对反应结果的分析　观察反应的延迟期、线性期与设定的实验参数是否相符,若不相符应予修改。可用定值血清,由酶促反应速度曲线的斜率分析试剂盒的灵敏度。当试剂盒中底物浓度不足、辅助酶或指示酶的量不足或质量不好、不是最适反应条件等情况时,酶促反应速度曲线斜率下降、灵敏度降低、测定结果有严重比例系统误差,这种试剂盒无法纠正,不能使用。

三、稳定性试验

【实验设计原理】

试剂盒稳定性是指试剂盒在规定条件下贮存，可以保持其性能指标的期限。由于温度、环境等条件发生变化，试剂的稳定性也随贮存条件和放置时间会发生变化，其变化的主要倾向是随贮存时间的延长，试剂空白的吸光度不断增加和对高值标本测定结果降低。

【检测影响因素及注意事项】

试剂盒的稳定性与贮存条件密切相关，工作液的稳定性还和使用中污染与否有关，在评估时须严格控制贮存条件并防止受到污染。

评价试剂盒的稳定性应采用高值标本进行，因高值标本与试剂发生反应需要消耗更多的试剂成分，因而更易发现问题，还有其基质效应也不可忽视。

【实验准备】

准备 20 mmol/L 和 5.55 mmol/L 葡萄糖标准溶液，其他与实验十相同。

【实验操作步骤】

1. 测定　设试剂空白（蒸馏水）、标准Ⅰ（5.55 mmol/L）和标准Ⅱ（20 mmol/L）三管，按 GOD－POD 试剂盒说明书操作，以蒸馏水调零分别测定各管的吸光度。每天按上述方法作一次并作记录，连续观察 10 次。

2. 绘图　以吸光度为纵坐标，天数为横坐标，绘制每天的吸光度变化图，并作出稳定性的评价。

【实验结果与处理建议】

1. 判断指标　一般按试剂盒说明书上规定的要求进行判断。如无规定，可计算出发生偏差时的结果与标准浓度比较，若出现的误差大于医学决定水平下的允许误差即不可取。本葡萄糖测定的允许误差为 0.56 mmol/L。

2. 图形分析　试剂空白、标准Ⅰ和标准Ⅱ三管测定结果呈平行直线。若出现升高或下降的趋势，都属于不稳定。

（林雪松）

实验十二　临床生物化学检验室内质控图的绘制

【实验项目背景】

临床检验科每天的工作中都会有一项工作，就是检测分析当天临床检测项目测定分析过程中的误差，控制与分析有关的各个环节，防止得出不可靠的结果，使用的方法就是室内质控图。该方法源于 1950 年 Levy 和 Jennings 首先将工业质量管理上的控制图移植到医学检验中来，采用每天随常规标本分析控制血清，将结果作成控制图。控制图是反映质控标本测定的记录，是评价实验室质量的重要依据，根据操作不同有不同的质控图，如 Levey-Jennings 质控图、*Z*-分数图、Westgard 质控图、Monica 质控图、Youden 图、累计法质控图等，其中以 Levey-Jennings 质控图、*Z*-分数图和 Westgard 质控图应用最为广泛。控制图可用于：①诊断，即评估一个过程的稳定性；②控制，即决定某一过程何时需要调整，何时需要保持原有状态；③确认，即确认某一过程的改进效果。怎么样根据一张室内质控图决定你对病人的检测报告能否常规发出和查找分析误差呢？这就是需要你通过该实验掌握的临床生化检验室内质控图的绘制与临床应用。

【Levy-Jennings 质控图绘制原理】

取制备好的同批质控血清，每天随病人标本测定一瓶。20 天后，计算各检测项目测定结果的均值($\bar{x}$)和标准差(s)，以$\bar{x}\pm 2s$为警告限，$\bar{x}\pm 3s$为失控限绘制空白质控图。以后每天将该批号质控血清随病人标本一起检测，并将结果标记在质控图上。质控图测定值分布的统计学规律：①95%的结果应落在$\bar{x}\pm 2s$范围内。②有 5%的结果可在$\bar{x}\pm 2s$外，但在$\bar{x}\pm 3s$内；③均值两侧的数据分布几乎相同，不能有连续 5 次结果在均值的同一侧，或 5 次数值渐升或渐降，不能连续有 2 次结果在$\bar{x}\pm 2s$以外；④没有数值落在$\bar{x}\pm 3s$以外，测定结果违反上述规律时，称为失控，表示检测过程可能存在随机误差、系统误差或过失误差。

【影响因素及注意事项】

1. 控制物的正确使用与保存　在使用和保管控制物时应注意：①严格按控制物说明书操作。②冻干控制物的复溶要确保所用溶剂的质量。③冻干控制物复溶所加溶剂的量要准确，并尽量保持每次加入量的一致性。④冻干控制物复溶时应轻轻摇匀，使内容物完全溶解，切忌剧烈振摇。⑤控制物应严格按使用说明书规定方法保存，不使用超过保质期的控制物。⑥控制物要在与患者标本同样测定条件下进行测定。

2. 控制图中心线与控制限的设定　控制图通过统计上均值$\bar{x}$和标准差 s 的状况来衡量指标是否在稳定状态，同时选择 $3s$ 来确定一个正常波动的上下限范围(根据正态分布的结论，指标的特征值落在$\bar{x}\pm 3s$之间的概率是 99.73%)，使用均值$\bar{x}$作为控制图的中心线(center line，CL)，用$\bar{x}+3s$作为控制上限(upper control limit，UCL)，用$\bar{x}-3s$作为控制下限(lower control limit，LCL)。

【实验准备】

1. 血糖质控血清制备　收集无溶血、无脂浊、无肝炎病毒污染的人多份血清标本，混合后分装冻存模拟作为本实验质控血清使用。

2. 试剂盒和仪器　血糖检测试剂盒和仪器准备与实验十相同。

【操作步骤】

1. 空白质控图制作　方法是以 20 次重复试验控制物的结果，计算均值($\bar{x}$)和标准差(s)，以$\bar{x}\pm 2s$为警告线，$\bar{x}\pm 3s$为失控线定出控制限。即在纵坐标上标明$\bar{x}$、$\bar{x}\pm 2s$、$\bar{x}\pm 3s$的标志，并将其具体数值标在左侧标尺上。图中$\bar{x}$线为靶直线，然后用红笔画出平行$\bar{x}$轴的$\bar{x}\pm 2s$线，称警告线；用蓝笔画出$\bar{x}\pm 3s$线，称失控线，即为一张“空白质控图”。其中，y 轴为浓度单位，x 轴为日期或分析批次。还应填齐图纸上的各项，如测定项目，测定单位，血清来源及批号，起止日期，主要仪器及使用波长等。测定过程中的特殊情况应在备注栏内记录。

对于重复试验，收集的数据通常是 20 天以上的时间，每天 1 分析批，每分析批至少 1 个控制测定值。如果每天每批测定两份控制物，可得到两个控制测定值，由此可得到批内和批间标准差的信息，这对优化控制方法具有重要价值。

本实验用 20 个同学的血糖测定结果计算$\bar{x}$、s，模拟绘制一张血糖检测“空白质控图”。

2. 临床 Levy-Jennings 质控图绘制　选择与质控图制作相同的控制物，每天随患者标本分析一次，将所得控制物测定结果标在上述空白质控图上直线连接，这种质控图也称为单值质控图，见图 3-1。

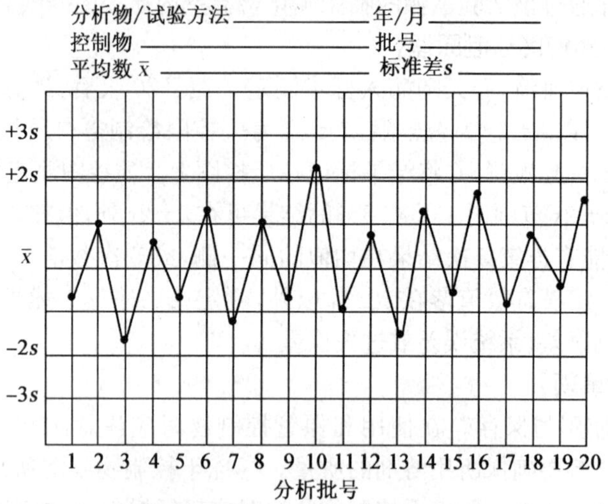

图 3-1　Levey-Jennings 质控示意图

月底计算当月全部质量控制血清检测结果的$\bar{x}$、s 和 CV，并进行图形分析和小结，将质量控制图存入质量控制资料档案。

本实验模拟将 20 个同学的血糖测定（GOD-POD 法参照试剂说明书）结果分别标点在血糖检测"空白质控图"上，学号为横坐标，用直线将各点连接，以便观察分析检测过程误差。

【实验结果与处理建议】

1. 通过观察图形的规律性变化进行误差分析　①曲线漂移：指质控血清发生了一次性的向上或向下的改变，提示存在系统误差。往往是由于一个突然出现的新情况引起的。如更换标准品的厂家或批号，重新配制试剂及操作者的变更等。在查找原因时，应注意"漂移"前后发生了哪些变动的因素。②趋势性变化：指质控血清发生了向上或向下渐渐的变化。往往是由于一个逐渐变化的因素造成的，如：试剂的挥发、蒸发、吸水、沉淀析出、分光光度计的波长渐渐偏移、光电池老化及质控血清本身变质等。③质控血清的值连续 6 天以上分布在靶值的一侧：这时应考虑存在非随机误差，有可能是质控血清发生了变化。如果与靶值偏离并不大，当天检验报告可发出。④周期性或隔天规律性变化：一般与该实验室所处地域或检测者的更换有关。

2. 应用控制规则判断　在实验室内部质量控制工作中常用许多控制方法来处理质控数据，并以"控制规则（control rule）"这一术语作为判断分析批控制状态的标准。控制方法是由控制规则和每批使用控制物个数组成。常用控制规则使用的符号是 AL（或 A-L），其中 A 是控制测定值超过控制限的测定值的个数或特定统计量的缩写，L 是控制限。当控制测定值超过控制规则的控制限时，则判断该分析批（单独批或连续批）为失控。例如 1_{2s}控制规则，其中 A 为 1，表示控制测定值中有一个超出控制限，L 为$\bar{x}\pm 2s$，表示其控制限为均值两个标准差，因此，1_{2s}控制规则的定义是：在控制测定值中，有一个超出控制限$\bar{x}\pm 2s$，则判断为有问题，而不是失控。

常用控制规则有：1_{2s}、1_{3s}、2_{2s}、R_{4s}、3_{1s}、4_{1s}、7_T、$10_{\bar{x}}$规则等。Levey-Jennings 质控图的控制规则可参照 1_{2s}规则和 1_{3s}规则进行。Westgard、质控图通常有 6 个质控规则，即 1_{2s}、1_{3s}、2_{2s}、R_{4s}、4_{1s}、

$10_{\bar{x}}$质控规则，其中1_{2s}规则为警告规则，启动其他质控规则有助于数据的快速判断。如果没有违背这些规则，则判断该分析批在控；如果违背其中的任何一项规则，则判断该批为失控。如果违背了其中的某些特定规则，还可检出其出现误差的类型，在实践中常由1_{3s}和R_{4s}规则检出随机误差，而由2_{2s}、4_{1s}、$10_{\bar{x}}$规则检出系统误差，当系统误差很大时，也可由1_{3s}规则检出。多规则质控检查逻辑示意图见图3-2。

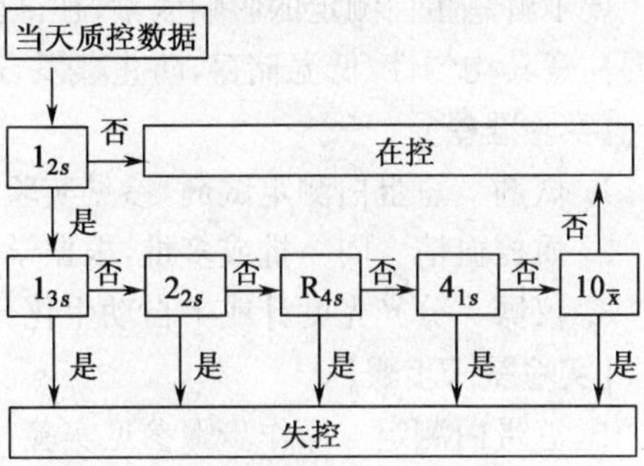

图3-2　多规则质控检查逻辑示意图

3. 失控分析与处理　如果出现失控，应立即报告有关负责人，简单迅速回顾整个操作过程，按以下顺序分析查找最可能发生误差的原因：①如果使用自动化分析仪，查看质控物摆放位置是否错误、试剂摆放位置是否错误、试剂是否不通畅或加注试剂不够，试剂是否污染或使用时间过长，比色杯是否污染等。②检查质控血清：立即重测同一质控血清，重测仍不在控时，可新开一瓶质控，重测失控项目；如果仍不在控，则新开一批质控物重做失控项目，并检查前一批质控物有效期和储存环境。③检查仪器的各种性能是否正常，另检查试剂看试剂空白吸光度。④应用新标准液重做。⑤如果经过上述查找，仍原因不明，可能是仪器或试剂本身的原因，与仪器或试剂厂家联系，请他们技术支援。

拓展知识 3-6

（林雪松）

实验十三　室间质量评价和能力验证

室间质量评价（external quality assessment，EQA）是多家实验室分析同一标本，并由外部独立机构收集和反馈实验室的上报结果，以评价实验室操作的过程。能力验证（proficiency testing，PT）在ISO/IEC 17043：2010"合格评定——能力验证一般要求"中，被定义为"利用实验室间比对，按照预先制定的准则评价参加者的能力"。实验室间比对（interlaboratory comparison）的定义为"按照预先规定的条件，由两个或多个实验室对相同或类似的物品进行测量或检测的组织、实施和评价"。在医学领域的某些能力验证提供者，利用术语"EQA"表示其能力验证计划和（或）更广义的计划。EQA或PT在临床实验室质量管理中，越来越受到临床实验室和实验室用户的重视。

拓展知识 3-7

通过模拟EQA或PT的方法，可以提高学生对质控工作重要性的认识，评价自身实验技能水平。

一、室间质量评价

【检测方法原理】

组织若干实验室，在同一时间内测定同一批样品，收集测定结果，作统计分析并按规定评分。

本实验模拟室间质量评价的方法，组织所有的学生在同一时间内测定同一批或数批质控血清的总蛋白含量，收集测定结果，并与靶值比较进行计算和分析。每位学生相当于室间质量评价时的某个实验室，通过使用基于标准差的个数（Z 比分数）来评价学生的实验技能。

【检测影响因素及注意事项】

要了解总蛋白测定的影响因素，在试验过程中加以控制，参见实验一。试验中采用的质控血清要注意其均匀性，低温储存，防止蒸发，避免污染。靶值的设置要科学严谨。

【实验准备】

1. 试剂　总蛋白测定试剂，参见实验一。
2. 质控血清　同一批或多批，根据学生人数和实验具体安排而定。
3. 仪器　分光光度计或半自动生化分析仪。

【实验操作步骤】

1. 总蛋白测定　操作步骤参见实验一。
2. 确定靶值　收集同一批质控血清所有同学的测定值，去掉离群点后计算的均值作为靶值。
3. 结果计算　计算标准差的个数（Z 比分数）。

【实验结果分析】

1. Z 比分数计算　$Z\text{比分数}=\dfrac{\text{测定结果}-\text{组均值}}{\text{组标准差}}$

2. 结果评价标准

(1) $|Z|\leqslant 2.0$：表明能力“满意”，无需采取进一步措施。

(2) $2.0<|Z|<3.0$：表明能力“有问题”，产生警戒信号。

(3) $|Z|\geqslant 3.0$：表明能力“不满意”，产生措施信号。

二、PT 方案

【检测方法原理】

将未知标本分发给各实验室，并提供可靠的标准，对回报结果进行分析，判断实验室获得正确测定结果的能力。国际 CLIA’88 的 PT 方案规定，临床生物化学检验项目每年至少进行 3 次 PT 调查，每次调查至少包括 5 个不同的质控样本，在一年内，对于任一项目至少可得 15 个测定结果。通过各实验室间持续的比较，作出结果判断。

本实验模拟 PT 评价方案，组织所有的学生在同一时间内各测定 5 个不同的质控样品的总蛋白含量，收集测定结果；每组（≥4 人）或全班进行计算和分析。

【实验准备】

1. 试剂　总蛋白测定试剂，参见实验一。
2. 质控血清　同一批或多批，根据学生人数和实验具体安排而定。
3. 仪器　分光光度计或半自动生化分析仪。

【实验操作步骤】

1. 总蛋白测定　操作步骤参见实验一。
2. 确定靶值和可接受范围。
3. 计算 s_1 和 s_2。

【实验结果分析】

1. 计算可接受范围

参照美国 CLIA'88 能力比对检验的分析质量要求的标准进行计算，可接受范围＝靶值±允许总误差。总蛋白的可接受范围＝靶值±10％靶值，如标本的靶值为 60 g/L，则其可接受范围为(60±6)g/L。将学生的实验结果与相应的可接受范围比较，如在可接受范围内，则判定为可接受结果，否则为不可接受结果。

$$s_1=\frac{\text{该项目可接受结果数}}{\text{该项目的总测定次数}}\times 100\%$$

$$s_2=\frac{\text{全部项目可接受结果总数}}{\text{全部项目总的测定次数}}\times 100\%$$

2. 结果判断

国际 CLIA'88 技术细则规定，满意结果：s_1、s_2 均应大于 80，否则判为不满意。

（马　洁）

实验十四　免疫化学法测定生化代谢物

免疫化学法是利用可溶性抗原与抗体在液相中特异性结合，形成有一定大小的抗原-抗体复合物颗粒，使反应液出现浊度。当光线通过时可形成光的吸收、散射，通过测量透射光或散射光信号强弱，从而推算出被测物的量。免疫浊度法可分为透射免疫浊度法和散射免疫浊度法两大类。

拓展知识 3-8

载脂蛋白的测定方法包括免疫扩散法、免疫火箭电泳法、放射免疫分析法、酶联免疫吸附法及免疫浊度法等。血清中 C-反应蛋白(C-reactive protein，CRP)的检测方法包括免疫扩散法、免疫火箭电泳法、胶乳凝集试验、放射免疫分析法、酶联免疫吸附法及免疫浊度法等。中华医学会检验分会建议免疫浊度法作为临床实验室测定 ApoAⅠ、ApoB100、CRP 定量测定的常规方法。通过实验能使学生进一步掌握免疫透射比浊法测定的基本原理及影响因素，多点校准曲线的制备方法和应用，熟悉血清载脂蛋白、CRP 测定的临床意义。

一、免疫透射比浊法测定血清载脂蛋白 AⅠ和 B100

【检测方法原理】

血清中载脂蛋白 AⅠ(apolipoprotein AⅠ，ApoAⅠ)或载脂蛋白 B100(ApoB100)与试剂中特异性的抗 ApoAⅠ或 ApoB100 的抗体结合，在适当条件下形成细小颗粒状的、不溶性的抗原抗体复合物，该复合物可均匀分散在溶液介质中并形成浊度。当光线通过这一混浊溶液时，被吸收的量与混浊颗粒的量成正比。浊度在一定范围内与血清中 ApoAⅠ或 ApoB100 的含量成正比。

【检测影响因素及注意事项】

1. 标本　应是及时分离的空腹血清。如不能及时测定，可密封存放于 2～6℃冰箱中，于一周内测定，－20℃以下可保存 6 个月。

2. 抗血清　要求较高，不能含有杂抗体，效价不可低于 1∶16。

3. 抗原和抗体的比例　如标本中 ApoAⅠ与 ApoB100 水平高时测定结果反而偏低，则应注意抗原和抗体的比例，反应体系中不可有抗原过量。线性范围上线不可低于 2.5 g/L，抗血清用量必须充足。

4. 定标 为了达到准确测量的目的，ApoAⅠ与ApoB100的比浊法测定（终点法）中宜选用多点（5～7点）定标，按曲线回归方程计算结果。每一批号的抗血清均应作一次多点定标，即测定标本的抗血清应与定标的抗血清同批号。

5. 干扰 免疫比浊法的干扰主要来自血清。标本中大分子物质，如脂蛋白、内源性免疫复合物和聚合的免疫球蛋白等均有光散射。除了自动分析中采用的两点法（可自动去除空白）外，手工单一试剂法应设标本空白管，尤其是高TG血症的标本或标本用量较大时。此外，尘埃颗粒、比色皿划痕等的干扰也必须排除。

6. 校准物 为了减少基质效应的影响，应用定值血清作校准物。

7. PEG和表面活性剂 Apo缓冲液中的PEG和表面活性剂有助于抗原位点的暴露，使其能充分地与特异性抗体发生反应，表面活性剂还可减轻血清空白浊度。

【实验准备】

1. Apo缓冲液 10 mmol/L的磷酸盐缓冲液（pH 7.4），内含0.15 mol/L NaCl、40 g/L PEG－6000及表面活性剂适量（如Tween－20），用G5玻芯漏斗抽滤后使用。本试剂的吸光度$A_{340}<0.05$，在2～6℃冰箱中可存放半年。

2. 抗血清应用液 用羊或兔抗人ApoAⅠ或ApoB100抗血清，ApoAⅠ抗血清效价以1∶16、ApoB100抗血清效价以1∶32～1∶64为宜。临用前取抗血清200 μl，加0.9% NaCl溶液700 μl，混匀待用，4℃放置一周内有效。

3. 参考血清 购买符合国际标准的定值血清，－20℃以下保存，至少可稳定6个月，解冻后必须彻底混匀才能应用。

4. 仪器 精密分光光度计或自动生化分析仪。

【实验操作步骤】

1. 配制Apo抗体液 按ApoAⅠ抗血清（或ApoB100抗血清）∶Apo缓冲液＝1∶9的比例混合成单一试剂（Apo抗体液）。最好临用前配制。

2. 校准曲线的制备 根据免疫比浊法原理，吸光度与浓度之间一般是3次方程曲线关系，应取多点（5～7点）制作校准曲线。以5点定标为例，校准曲线制备方法如下：

（1）校准液制备：取参考血清，用0.9% NaCl溶液倍比稀释成5个不同浓度，第1管为原参考血清浓度，其他4管分别为第1管的1/2、1/4、1/8、1/16，共5种不同浓度。

（2）测定：与标本同样操作，测定出各校准管的吸光度值。

（3）绘制校准曲线：以合适的数学模型如Logit-Log拟合成校准曲线。或以校准液的吸光度值与校准液浓度的对数为横纵坐标作图，制备校准曲线。

3. 手工测定 按表3－5所示剂量加入各物质。

表3－5 免疫透射比浊法测定血清ApoAⅠ、ApoB100所加试剂量

加入物（μL）	加空白管	标准管	测定管
血清	—	—	5
参考血清	—	5	—
Apo缓冲液	5	—	—
Apo抗体液	1 000	1 000	1 000

混匀，37℃保温 10 min，于波长 340 nm 处，以空白管调零，测定各管吸光度，可计算或根据校准曲线查得结果。

4. 自动生化分析仪测定　应根据实验室分析仪的性能设定参数。

【实验结果分析】

1. 实验数据计算　以样本的吸光度值在校准曲线上查得结果。或根据 $y=ax^3+bx^2+cx+d$ 的三次方程进行曲线拟合得到曲线拟合方程，通过此方程和样品的吸光度值可计算出实验结果。

2. 参考区间

(1) ApoAⅠ：1.00～1.50 g/L。

(2) ApoB100：0.50～1.10 g/L。

(3) ApoAⅠ/ApoB100：1.0～2.0。

3. 结果分析

(1) 血清 ApoAⅠ：主要存在于 HDL 中，一般情况下，它可反映 HDL 的水平，与 HDL-C 呈明显正相关，其临床意义与 HDL-C 基本相同。研究显示，ApoAⅠ降低是冠心病的危险因素。HDL 是由一系列大小和组成都不均一的亚组分组成，病理状态下 HDL 亚类大小与组成往往发生变化，所以 ApoAⅠ和 HDL-C 的变化并不完全一致，二者的检验不能互相代替，同时测定更有价值。

(2) ApoB100：主要存在于 LDL 中，其含量主要代表 LDL 水平，与 LDL-C 成显著正相关。流行病学研究亦证实，ApoB100 增高是冠心病的危险因素。当有血清 LDL-C 升高时，血清 ApoB100 也升高，甚至在还未出现高胆固醇血症时 ApoB100 已升高。同样，在病理状态下 ApoB100 和 LDL-C 变化也不完全一致，二者亦不能相互代替。

此外，临床上常将 ApoAⅠ/ApoB100<1.0 作为冠心病的危险指标。

（马　洁）

二、免疫透射比浊法测定 C 反应蛋白

拓展知识 3-9

【检测方法原理】

血清中 CRP 与试剂中抗人 CRP 抗体相结合，形成抗原-抗体复合物，在波长 340 nm 处测定抗原-抗体复合物浊度。根据吸光度变化，即可检测血清中 CRP 的含量。

【影响因素及注意事项】

1. 标本　使用新鲜血清，并尽可能快地检测。

2. 试剂　不同厂家、不同批号的试剂不能混用；试剂不能冷冻保存。试剂中的抗体只特异地与人 CRP 发生抗原-抗体结合反应。当样品中维生素 C 浓度≤1 704 μmol/L、胆红素浓度≤684 μmol/L、血红蛋白浓度≤5 g/L、三酰甘油浓度≤22.6 mmol/L 时无干扰。

3. 可报告范围　病人结果可报告范围为 2～250 mg/L。如样品测定值超过上限时，应将样品用生理盐水作 1∶1 稀释，重新测定，结果乘以 2。

4. 参考区间　CRP 参考区间随测定方法、试剂不同而异，请参照不同试剂盒说明书。

【实验准备】

1. 试剂配制

（1）试剂Ⅰ：①100 mmol/LTris 缓冲液（pH 7.5）；②聚乙二醇；③0.95 g/L 叠氮钠。

（2）试剂Ⅱ：①100 mmol/LTris 缓冲液（pH 8.0）。②羊抗人 CRP 抗血清。③0.95 g/L 叠氮钠。

（3）标准品：为冻干人血清。

2. 自动生化分析仪。

【实验操作步骤】

按表 3－6 操作。

表 3－6 免疫透射比浊法测定 C 反应蛋白操作步骤

加入物(μL)	B	U
血清标本	—	15
生理盐水	15	—
R1	250	250
混合，37℃ 5 min，340 nm，生理盐水调零，读各管吸光度（A_{1B}，A_{1U}）		
R2	50	50
混合，37℃ 5 min，340 nm，生理盐水调零，读各管吸光度（A_{2B}，A_{2U}）		

【实验结果与处理意见】

1. 实验数据计算

$$\Delta A_U = \left(A_{2U} - \frac{265}{315}A_{1U}\right) - \left(A_{2B} - \frac{265}{315}A_{1B}\right)$$

式中 265/315 是进行体积校正参数，265 为加入试剂Ⅱ前体积，315 为加入试剂Ⅱ后体积。

按照试剂配套标准品使用要求，用 5 个不同水平的标准液，并以生理盐水为空白，经校准测定，仪器自动对标准品响应量通过合适的数学模型如 Logit-Log 拟合成校准曲线。校准仪器后，仪器直接报告检测结果。

2. 参考区间　血清 CRP 参考范围与年龄、生理状态有关。新生儿≤0.6 mg/L，出生后 1 周至 1 个月婴儿≤1.6 mg/L；孕妇≤47 mg/L，成人和儿童为（0.068～8.2）mg/L。

3. 异常值常见情况与处理意见　CRP 是机体对炎性刺激或组织损伤发生的急性时相反应时出现的一种急性时相反应蛋白。

（1）血清 CRP 升高：各种细菌感染（急性化脓性炎症、肺炎、心内膜炎、尿路感染等），风湿热，传染性单核细胞性增多症等炎症性疾病。

（2）早期诊断：组织损伤（心肌梗死、外伤、烧伤等）、恶性肿瘤、风湿性疾病、肉芽肿、霍奇金病、肾移植排异反应等疾病时，CRP 升高，且比其他急性时相反应物质出现更早、更显著，因而有助于早期诊断。

（3）鉴别诊断：CRP 测定在鉴别有明显的炎症或组织损伤的疾病与无炎症或炎症极轻的疾病、细菌性或病毒性炎症时很有价值。

（4）评估病情及疗效：CRP 升高标志病情发展，由升高变为下降，标志病情趋于稳定，是评价风湿热等疾病病情活动性的最佳参数之一，也是某些疾病治疗有无效果的参考指标。

（5）用于器官移植排异反应的检测：排异反应时血清 CRP 水平持续升高。

(6) 前带限制：CRP 浓度≤2 000 mg/L 时无前带现象。抗原与抗体反应时如果抗原-抗体比例适当可形成大的抗原-抗体复合物，反应体系出现浑浊；当待测物质(抗原)含量过高时，抗原与抗体的比例不合适，所形成的结合物少且小，反应体系不出现浑浊的现象称为前带现象。

（王会岩）

实验十五　色谱法测定生化代谢物

色谱法又称为层析法，是利用混合物中各组分物理化学性质的差别，使各组分在支持物上集中分布在不同区域，借此将各组分分离的技术。色谱法常见的方法有：柱色谱法、薄层色谱法、气相色谱法、高效液相色谱法等。根据物质的分离机制，分为吸附色谱、分配色谱、离子交换色谱、凝胶色谱、亲和色谱等。

高效液相色谱法（high performance liquid chromatography，HPLC）是用特制微粒(<10 μm)充填的层析柱作为固定相，通过高压使液体流动相快速通过层析柱而达到快速有效分离液相中各种物质的层析技术，具有分离效果好、分析速度快，检测灵敏度高等特点。在临床生物化学检验中主要用于治疗药物浓度测定和糖化血红蛋白(glycosylated hemoglobin，GHb)的检测。高效液相色谱法被认为是药物监测的首选方法。目前，临床上 GHb 和 HbA1c 定量检测方法很多，按原理可分为三大类：①以糖化蛋白与非糖化蛋白组分的电荷差异为基础的方法，如阳离子交换层析、电泳、等电聚焦等；②以糖化蛋白与非糖化蛋白结构特征差异为基础的方法，如亲和层析、免疫法；③依据化学反应性不同的方法，如酶法、比色法。由于各种方法的原理和分析性能不同，对 GHb 参考区间的确定和测定结果的溯源可比性带来了挑战，给临床糖尿病的治疗以及监测带来困难。近年来，国际相关组织一直致力于 GHb 测定的标准化和结果可比性，IFCC、DCCT 和 NGSP 都推荐以不同介质的 HPLC 方法作为 GHb 检测的参考方法。通过实验使学生进一步了解 HPLC 的基本原理、分类及在临床生物化学检验中的应用，熟悉 HPLC 法分析治疗药物浓度的操作过程，掌握 GHb 测定在临床中的应用价值。

一、高效液相色谱法测定血清苯妥英钠

拓展知识 3-10

【检测方法原理】

当化学结构不同的物质通过色谱分析柱时，因其理化性质的差异，它们在柱上保留时间不同，极性强的物质在反相 C_{18} 柱上的保留时间短，出峰快；极性弱的物质则相反。因此，经色谱柱可把苯妥英钠与其他杂质分离。血清样品加甲醇沉淀蛋白，上清液进样测定，各组分在色谱柱中的运行速度不同，经过一定的柱长后，便彼此分离，顺序离开色谱柱进入检测器，在记录器上描绘出各组分的色谱峰。根据苯妥英钠色谱峰高或峰面积求出苯妥英钠的浓度。

【检测影响因素及注意事项】

1. 苯妥英钠的性状　为白色无臭粉末，在空气中易潮解，并吸收 CO_2，析出二苯乙酰脲。所以称量一定要快，否则称量结果不准。

2. 测定波长　在测定波长的选择上，文献报道有 258 nm、254 nm、240 nm、214 nm、212 nm 和 210 nm 等。由于苯妥英钠在低浓度(5 μg/L 以下)时吸收值较小，而 210 nm 测定吸收最强，

灵敏度高，且线性关系较好，故本实验中选择了 210 nm。其缺陷是对甲醇的纯度要求较高，国内主要厂家生产的 HPLC 色谱纯甲醇基本上可达到要求。

3. 进样方式 用甲醇沉淀蛋白直接进样，会有少量蛋白污染分析柱，最好在分析柱前接保护柱，这样可减少分析柱的污染，延长分析柱的寿命。

4. 流动相选择 在流动相的选择上，甲醇：水为 1：1 时，内标和苯妥英钠的保留时间适当，测定时无干扰，而且比较经济。

5. 色谱峰的加宽柱效率降低 检查从进样到检测器之间，除了柱子以外的任何死空间（进样器、柱接头、连接管和检测池等）中，流动相的流型是否有变化，因为被分离物质的任何扩散和滞留都会显著导致色谱峰的加宽，柱效率降低。

6. 重复性不好 这主要是由于操作方法不当所引起，需从以下几个方面入手：如进样量的控制、进样阀的清洁、进样阀溢流管的堵塞等问题。

【实验准备】

1. 试剂

（1）甲醇（色谱纯）。

（2）200 mg/L 苯妥英钠标准液：称取苯妥英钠 20 mg 溶于甲醇中，加甲醇定容至 100 mL，4℃保存备用。

（3）200 mg/L 苯乙酮甲醇液（内标）：称取苯乙酮 10 mg 溶于甲醇中，加甲醇定容至 50 mL，4℃保存备用。

2. 器材 HPLC 分析仪、C_{18}反相柱、微量注射器。

【实验操作步骤】

1. 血样的采集 患者血药浓度达到稳态后，于下次给药前或早晨服药前采血，待血清析出，分离血清。

2. 标准曲线制作及样品测定 按表 3-7 所示剂量加入各物质。

表 3-7 苯妥英钠校正曲线制作及样品测定所加试剂量

加入物	空白管	1	2	3	4	5	测定管
对照血清（mL）	0.1	0.1	0.1	0.1	0.1	0.1	—
苯妥因钠标准（μL）	—	2.0	5.0	10.0	15.0	25.0	—
甲醇（μL）	25.0	23.0	20.0	15.0	10.0	—	25.0
待测血清（mL）	—	—	—	—	—	—	0.1
血清苯妥英钠质量浓度（mg/L）	0.0	4.0	10.0	20.0	30.0	50.0	

以上各管中加入 0.04 mL 内标液和 0.3 mL 甲醇，旋涡混合器上振荡 30 s，以 4 000 r/min 离心 15 min，分离出上清液。取 20 μL 上清液进样测定，以苯妥英钠面积与内标峰面积的比值为纵坐标，苯妥英钠浓度（mg/L）为横坐标，绘制标准曲线，并进行线性回归求出标准曲线方程。

3. 色谱条件

（1）Symmetry C_{18}反相柱：150 mm×3.9 mm，5 μm。

（2）流动相：甲醇/蒸馏水（1：1，体积分数）。

（3）流量：1.0 mL/min。

（4）检测波长：210 nm。

（5）柱温：25℃。

（6）灵敏度：0.01AUFS。

4. 仪器操作　①开机，按照 HPLC 分析仪操作程序进行。②设置分析用流动相清洗流路，等待色谱柱、系统的平衡，基线稳定时，开始进样分析。③分析结束，数据处理，打印报告。④关闭柱温箱和检测器，冲洗色谱柱，关闭脱气机、泵，关闭整个装置。⑤关闭总电源。⑥在记录本上记录使用情况。

【实验结果分析】

根据待测样品的峰高值从标准曲线上查出相应浓度或由标准曲线方程求得。苯妥英钠的有效血药浓度范围及有关参数见表 3-8。

表 3-8　苯妥英钠有效血药浓度范围及有关参数

项目	有关参数
有效血药浓度范围(mg/L)	10～20
潜在中毒浓度(mg/L)	>25
常用维持剂量[mg/(kg·d)]	
成人	5.0
儿童	5.0～8.0
口服吸收率(%)	90
达峰浓度时间(h)	4～8
分布容积(L/kg)	0.6～0.8
消除半衰期(h)	随剂量改变
在有效血药浓度范围内	
成人	18～30
儿童	12～22
达稳态时间(在有效血药浓度范围内，天)	
成人	5～14
儿童	2～5
采血时间	达稳态后

二、高效液相色谱法测定糖化血红蛋白

拓展知识 3-11

【检测方法原理】

基于 Hb 各组分等电点不同，在弱酸性条件下所带电荷性质和数量存在差异，与离子交换树脂的吸附和交换能力不同而分离。在 pH 6.0～6.6 时，Hb 均带正电荷，GHb 带正电荷较少，而非糖化 Hb 带正电荷较多。采用不同 pH 和离子强度的洗脱液，可将 HbA1a、HbA1b、HbA1c 和 HbA0 分别洗脱，在 415 nm 监测 GHb 洗脱过程，计算 HbA1c 的含量。

【检测影响因素及注意事项】

1. 影响因素　离子交换树脂 HPLC 法测定 HbA1c 具有准确、重复性好、自动化操作较简单等优点，但层析结果受温度、缓冲液离子强度和 pH 的影响，层析时温度一般控制在 22℃左右。

2. 标本　置室温超过 24h 可使结果偏高，贮 4℃冰箱可稳定 4～7 日。

3. 抗凝剂　EDTA 和氟化物不影响实验结果，肝素可使结果增高。

4. 干扰　GHb 不能与 HbF、HbH 及 Hb Bart 分开，可引起正干扰，有上述 Hb 异常增高者不宜用此法。

5. 检测目标　糖基化的 HbA 即为 GHb，亦称为 HbA1(约 7.0%)。HbA1 包括 HbA1a(又分为 HbA1a1、HbA1a2)、HbA1b 和 HbA1c(HbA 的 β 链末端缬氨酸残基与葡萄糖缩合而成)。HbA1 的主要成分为 HbA1c，约占 80%，是目前最常检测的部分。

6. 不稳定的 GHb 的影响　GHb 中的碳水化合物部分由醛亚胺键连接者称为不稳定的 GHb，由酮亚胺键连接者称为稳定的 GHb，前者对血糖的急性改变敏感，后者不受血糖短期波动的影响。这两种 GHb 所带电荷类似，不能用层析技术分离，致使 GHb 作为长期血糖控制的指标受到影响，应采用一定的方法将不稳定的 GHb 除去，如在 $pH<5$ 的条件下，不稳定的 GHb 全部分解，且不影响其他 Hb 的层析性质。

【实验准备】

1. 试剂

(1) 20 mmol/L EDTA - Na_2(pH 7.0)：称取 3.722 4 g EDTA - $Na_2 \cdot 2H_2O$，加入约450 ml 蒸馏水溶解，用 1 mol/L NaOH 调整 pH 至 7.0，蒸馏水补足至 500 mL。

(2) 0.2 mol/L NaH_2PO_4：称取 156.01 g $NaH_2PO_4 \cdot 2H_2O$，加入约 450 mL 蒸馏水溶解，并用蒸馏水补足至 500 mL。

(3) 0.2 mol/L Na_2HPO_4：称取 35.814 g $Na_2HPO_4 \cdot 12H_2O$，加入约 450 mL 蒸馏水溶解，并用蒸馏水补足至 500 mL。

(4) 0.2 mol/L PBS(pH 6.4)：取适当 0.2 mol/L NaH_2PO_4 溶液，用 0.2 mol/L Na_2HPO_4 调整 pH 至 6.4。

(5) 0.2 mol/L PBS(pH 6.6)：取适当 0.2 mol/L NaH_2PO_4 溶液，用 0.2 mol/L Na_2HPO_4 调整 pH 至 6.6。

(6) 试剂 A(pH 6.6，20 mmol/L PBS，20 mmol/L NaCl 溶液，5 mmol/L KCl)：称取 1.168 8 g NaCl、0.372 8 g KCl 和 0.2 g NaN_3，量取 100 mL 0.2 mol/L PBS(pH 6.6)共同加入约 800 mL 蒸馏水中，用 1 mol/L HCl 溶液调整 pH 至 6.6，蒸馏水补足至 1 L。用 0.45 μm 滤膜超滤，加盖保存备用。

(7) 试剂 B(pH 6.4，20 mmol/L PBS，300 mmol/L NaCl 溶液)：称取 17.532 g NaCl，量取 100 mL 0.2 mol/L PBS(pH 6.4)，加入约 800 mL 蒸馏水中，用 1 mol/L HCl 溶液调整 pH 至 6.4，蒸馏水补足至 1 L。用 0.45 μm 滤膜超滤，加盖保存备用。

2. 器材　HPLC 分析仪、Bio - Rex 70 阳离子交换树脂柱(200～400 目，钠型)、微量注射器。

【实验操作步骤】

1. 开机　按照 HPLC 分析仪操作程序进行。

2. 溶血液的制备　抗凝全血室温 1 000 g 离心 10 min 去血浆，压积红细胞加入约 5 倍体积生理盐水，轻轻颠倒混匀，1 000 g 离心 10 min 去上清，重复洗涤 2 次，再加入约 5 倍体积生理盐水于 37℃孵育 4 h，1 000 g 离心 10 min 去上清，压积红细胞加 4 倍体积的 20 mmol/L EDTA-Na_2(pH 7.0)，剧烈振荡 5 min 后离心(3 000 g，5 min，4℃)，吸取上层血红蛋白液测定。

3. 进样分析　用试剂 A 平衡 1 h，流量 1 mL/min。等待色谱柱、系统的平衡，基线稳定，开始进样分析。加样溶血液每次均为 5 μL。

4. 设置梯度　根据实验条件设置 HPLC 梯度，如 0～5 min 为 100%试剂 A、6～12 min 为 60%试剂 A+40%试剂 B；12～18 min 为 100%试剂 B。标本检测完成后使用试剂 A 平衡 10 min 后即可检测下一个标本。检测时温度 22～25℃。

5. 后处理　冲洗色谱柱，关闭整个装置。

【实验结果分析】

1. 参考区间　HbA1c：4%～6%。

2. 结果分析　GHb 是红细胞中的血红蛋白与血中糖类物质(主要是葡萄糖)缓慢、连续的非酶促反应产物，一旦形成稳定的 GHb 则不再解离。在红细胞生存的 120 日内，其合成速率与红细胞所处环境中糖的浓度成正比。因此，GHb 可反映测定前较长时间(6～8 周)的平均水平，不受血糖暂时波动的影响，故其临床意义主要表现为：①糖尿病患者血糖控制效果的良好指标，当糖尿病控制不佳时，GHb 可高达正常值 2 倍以上。②蛋白质的非酶促糖基化作用可导致糖尿病患者一系列病理生理变化，是糖尿病各种并发症的重要基础。GHb 在监测糖尿病微小血管并发症、慢性并发症的发生和发展中均具有重要意义。③用于糖尿病高血糖和应激性高血糖的鉴别诊断，前者水平多增高，后者则正常。

(马　洁)

实验十六　离子选择电极法测定血清无机离子

【实验背景】

钾、钠离子是人体内主要的电解质，具有促进体液交换、维持渗透压、促进物质吸收和合成、维持细胞兴奋性、维持酸碱平衡等功能。钠离子(sodium ion，Na^+)是细胞外液中的主要阳离子，含量最多，占阳离子总量的 90%以上，平均浓度为 140 mmol/L；钾离子(potassium ion，K^+)次之，平均浓度为 4.5 mmol/L。血清中钠、钾浓度的改变与某些疾病有密切的关系，故临床上对血清钾、钠浓度的测定非常重视，且多数情况下是同时被测定。

拓展知识 3-12

氯离子是细胞外液中的主要阴离子，主要分布于血浆(清)、尿液中，在汗液及脑脊液中也有分布。常用测定方法有：①硫氰酸汞比色法：准确度和精密度良好，既可手工操作，又可作自动化分析，是临床使用的常规方法；②离子选择电极法：已成为使用最广泛的测定方法，准确度和精密度良好；③硝酸汞滴定法：以目测判断滴定终点，手工操作，效率低，误差大，精密度不好，一般不采用此方法；④库仑电量滴定法：准确度高，被推荐为氯测定的参考方法；⑤放射性核素稀释质谱法：一般使用 ^{37}Cl，为氯测定的决定性方法；⑥酶法：准确简便，但国内尚未推广应用。

血液游离钙亦称离子钙(iCa 或 Ca^{2+}),是体内钙具有生理作用的部分。在酸碱失衡、外科大手术、新生儿出现低钙血症症状时,离子钙比血清总钙能更有效地指导诊断与治疗。在血浆 pH 7.4时,Ca^{2+} 约占血浆总钙的 50%。

通过实验使学生掌握离子选择电极法测定血清钾、钠、氯、钙离子的原理,熟悉电解质分析仪的使用方法和日常维护以及血清钾、钠、氯、钙离子测定的临床意义,了解电解质分析仪的使用和日常维护方法。

【检测原理】

离子选择电极(ion selective alectrode,ISE)法是以测定电池的电位为基础的定量分析方法。电解质分析仪将 K^+、Na^+、Cl^-、Ca^{2+}、pH 等电极(测量电极)组装在一起,与参比电极(由银/氯化银)电极相连接,置于待测的电解质溶液中,形成一个测量电池。测量电池的电位分别随标本中 K^+、Na^+、Cl^-、Ca^{2+}、H^+ 活度(浓度)的改变而改变,电位的变化与离子活度的对数符合能斯特(Nernst)方程。

$$E = E^{\ominus} + \frac{2.303RT}{nF}\lg a_x \times f_x$$

式中,E:离子选择电极在测量溶液中的电位;$E^{\ominus}$:离子选择电极的标准电极电位;R:摩尔气体常数[8.314 J/(K·mol)];n:待测离子的电荷数;T:热力学温度[273.15+t(℃)];F:法拉第常数(96 487 C/mol);a_x:待测离子的活度;f_x:待测离子活度系数。

【注意事项】

1. 电解质分析仪 ①一般 24 h 处于开机状态。②钾电极是对 K^+ 具有选择性响应的缬氨霉素液膜电极,寿命有限,注意定期更换。钠电极多采用硅酸铝玻璃电极膜制成,使用期较长。③每个工作日后,必须清洗电极和管道,以防蛋白质沉积。定期用含有蛋白水解酶的去蛋白液浸泡管道,并按厂家规定程序对仪器进行定期维护保养。④在样品测量时注意样品管道内的样品不能有气泡存在,否则会造成测量结果不稳定或误差,应重复测量一次样品。⑤仪器安装平稳,避免震动,避免阳光直射以及潮湿。

2. 标本 ①血液凝固时血小板破裂会释放出少量的 K^+,因此血浆或全血钾要比血清钾低 0.2~0.5 mmol/L,报告时必须注明是血清还是血浆。②红细胞内钾浓度远远高于血清中的钾浓度,所以测定血清钾时一定要防止溶血,轻微溶血(500 mgHb/L)就能引起血钾升高 3%。③标本应在室温下保存,不要冷冻,否则 Na^+-K^+ ATP 酶不能维持内外平衡,而造成细胞内钾外移,使测定结果增高。如果白细胞数量增加,即便在室温放置也会引起血钾降低。④脂血样本可高速离心分离后用 ISE 方法检测。⑤标本采集后尽快测定,不要超过 1 h,否则标本 pH 发生变化。⑥测定钙离子最好用血清,也可以用肝素抗凝的全血。使用肝素钠作为抗凝剂时浓度不能太高,每毫升血液中肝素浓度应小于 50 U(1 000 U/mL)。不能使用草酸盐、枸橼酸盐、EDTA 等抗凝剂。

3. 测定方法 ISE 电位法有直接电位法和间接电位法,现多采用直接电位法。直接电位法是指样品或标准液不经稀释直接作电位分析,因为 ISE 只对水相中的解离的离子选择性地产生电位,故不受高蛋白血症和高脂血症等情况的影响。间接电位法要用指定离子强度与 pH 的稀释液高比例稀释样品和标准液,再进行测量,会受到样品中脂质和蛋白质占据体积的影响。一些没有电解质失调而有严重的高脂血症和高蛋白血症的血清样品,用间接电位法测定会得到假性低钠、低钾血症。

4. 测定时间　取血后应迅速分离和测定，以免因血浆中 HCO_3^- 与红细胞内氯离子发生转移导致血浆结果偏高。

5. 尿液标本　测定时，应离心尿样，以去除细胞、晶体等，将 1 份尿液用 9 份尿样稀释液稀释。

【实验准备】

1. 试剂　有商品化的配套试剂，包括高、低浓度斜率液，去蛋白液，电极活化液。高、低浓度斜率液除用 NaCl 溶液、KCl 溶液外，还要加入一定量的醋酸钠或磷酸二氢钠和磷酸氢二钠溶液，调节特定 pH 来模拟血清水相中的离子活度。

2. 质控血清　冻干的质控血清，瓶间误差应<1%。

3. 电解质分析仪　按要求进行安装、调试和维护。

【操作步骤】

不同的电解质分析仪，操作方法不同，应严格按仪器说明书要求进行操作。一般程序如下：①开启仪器或激活仪器操作界面，清洗管道。②用高、低斜率液进行两点定标。③间接电位法的样品由仪器自动稀释后再进行测定，直接电位法的样品可直接吸入电极管道进行测定。④测定结果由微处理机处理后打印数值。⑤测定完毕后，清洗电极和管道。⑥关机或进入待命状态，一旦有标本即可上机分析。

【实验结果】

1. 实验数据计算

血清钾、钠、氯、钙浓度：仪器直接计算钾、钠、氯、钙的浓度。

2. 参考区间

(1) 钠：血清 136～145 mmol/L，尿液 130～260 mmol/24 h。

(2) 钾：血清 3.5～5.5 mmol/L，尿液 25～100 mmol/24 h。

(3) 氯：血清 96～108 mmol/L，脑脊液 120～132 mmol/L，尿液 170～250 mmol/24 h，汗液 0～35 mmol/L。

(4) 血清钙离子：成人 1.12～1.34 mmol/L，儿童约比成人高 0.05 mmol/L。

3. 异常值常见情况与处理意见

(1) 血钠降低：血清钠浓度低于 135 mmol/L，为低钠血症。临床上常见于：①稀释性低钠血症：肾病综合征的低蛋白血症、肝硬化腹水、右心衰竭时的有效血容量减低等都引起抗利尿激素增多，血钠被稀释；②消耗性低钠血症：多见于胃肠道失钠，如幽门梗阻、呕吐、腹泻，胃肠道、胆道、胰腺术后造瘘及引流等；③尿钠排出增多，见于严重肾盂肾炎、肾小管严重损害、肾上腺皮质功能不全、糖尿病及应用利尿剂治疗等；④皮肤失钠，大量出汗时，如只补充水分而不补充钠；大面积烧伤、创伤，体液及钠从创口大量丢失等。

(2) 血钠增高：血清钠高于 145 mmol/L 为高钠血症。可见于：①肾上腺皮质功能亢进，如 Cushing 综合征、原发性醛固酮增多症；②严重脱水：见于严重高渗性脱水；③中枢性尿崩症时尿量大而供水不足时；④心力衰竭时、肝硬化时常有钠潴留发生。

(3) 血清钾增高：血清钾>5.5 mmol/L，见于肾上腺皮质功能减退、急性或慢性肾衰竭、组织挤压伤、休克、重度溶血及口服或注射含钾液过多等。

(4) 血清钾降低：血清钾<3.5 mmol/L，见于严重腹泻、呕吐、肾上腺皮质功能亢进症、服用利尿剂及胰岛素的应用等；家族性周期性麻痹在发作时血清钾降低，可低至2.5 mmol/L左右，但在发作间歇期血清钾可以正常；大剂量注射青霉素钠盐时肾小管会大量失钾。

(5) 血清氯离子减低：临床上低氯血症常见。常见有氯化钠的异常丢失或摄入减少，如严重呕吐、腹泻使胃液、胰液或胆汁大量丢失，长期限制氯化钠的摄入；艾迪生病；抗利尿激素分泌过多的稀释性低钠、低氯血症。

(6) 血清氯离子增高：临床上高氯血症常见于高钠血症、失水大于失盐致氯化物相对浓度增高、高氯血症代谢性酸中毒、过量注射生理盐水等。

(7) 脑脊液低氯症：脑脊液为细胞外液的一部分，低钠血症均伴有脑脊液低氯症。重症结核性脑膜炎时，氯化物浓度显著降低；化脓性脑膜炎时偶见减少；脊髓灰质炎与病毒性脑炎时基本正常。重型中枢神经系统感染时，抗利尿激素分泌增多，因水潴留而发生稀释性低钠、低氯血症，脑脊液氯化物也相应减低。

(8) 血清钙离子增高：原发性和继发性甲状旁腺功能亢进症，恶性肿瘤，代谢性酸中毒，多发性骨髓瘤，维生素D过多症，使用噻嗪类利尿剂等。

(9) 血清钙离子降低：原发性和继发性甲状旁腺功能减退症，慢性肾衰竭，急性胰腺炎、肾移植或血液透析患者，维生素D缺乏症，呼吸性或代谢性碱中毒，新生儿低钙血症等。

（王会岩）

实验十七 血气分析和pH测定

【实验项目背景】

血气分析(analysis of blood gas)是指通过血气分析仪直接测定血液的酸碱度(pH)、氧分压(PO_2)、二氧化碳(PCO_2)三项，利用公式推算出其他指标，由此对酸碱平衡及呼吸功能进行判断的分析技术，在临床对急、重症患者的监护和抢救尤为重要，特别在呼吸系统疾病中占有特殊地位。

通过实验使学生掌握血气分析检测方法和标本要求，熟悉血气分析仪日常维护和指标测定的临床意义及血气分析仪的基本结构和使用，了解血气分析仪进展。

【检测方法原理】

血气分析仪由电极测量室(或样品室)、液气管路系统和电路系统等基本部分组成。电极测量室的测量毛细管管壁上分别插有pH、PCO_2和PO_2三支测量电极和一支pH参比电极(图3-3)。

1. pH电极 由玻璃电极(指示电极)、饱和甘汞电极或Ag/AgCl电极(参比电极)和电极间的液体组成。利用电位法测定标本pH，实际上是测定标本的氢离子活度。电位高低与氢离子活度的负对数成正比，结果以pH形式输出。

2. PCO_2电极 它是一种气敏电极，由pH玻璃电极、饱和甘汞电极和装有电极液(外缓冲液)的电机套组成的复合电极。电机套头部装有CO_2透气膜，此膜为聚四氟乙烯膜或硅胶膜，能选择性地透过CO_2分子，而带电荷的H^+和HCO_3^-则不能通过。血液中CO_2分子通过膜与碳酸氢盐平衡改变了pH而被测定，结果换算成PCO_2。

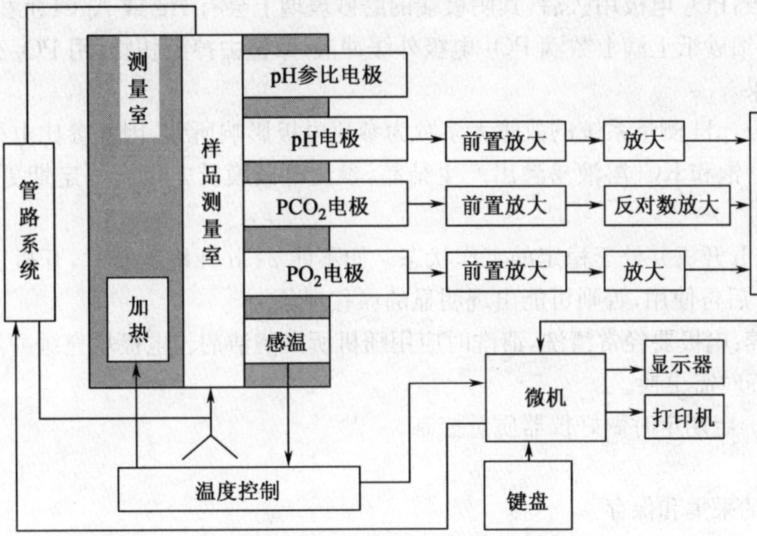

图 3-3　血气分析仪示意图

3. PO_2 电极　由铂阴极、Ag/AgCl 阳极和一盛有 PO_2 电极缓冲液(含 KCl 的磷酸盐缓冲液)的有机玻璃套组成。玻璃套的顶端覆盖一层能选择性透过 O_2 的聚丙烯膜。在铂丝阴极外加一0.65 V 极化的直流电压，当样本中的 O_2 透膜扩散到铂阴极表面时被还原，所产生的电解电流与 PO_2 成正比。

在微机控制下，待测血样标本进入电极测量室的测量毛细管内，管路系统停止抽吸。在电极测量室中，样品被四个电极同时感应测量，产生 pH、PCO_2 和 PO_2 三项参数的电极电信号，这些电信号分别经放大、模拟数字转换后送到微机处理系统处理。最后测量结果被显示或输出打印(图 17-1)。

【注意事项】

不同类型的仪器有不同的特点和性能，但也有共同的要求。要严格按操作规程进行操作。

1. 标本要求　患者体温、吸入氧的浓度等数据必须正确输入，否则对测定结果有较大影响。在测定前血标本必须充分混匀，特别对能测定血红蛋白的全自动血气分析仪更应该注意，否则血红蛋白浓度既测不准确又缺乏重复性。由于血红蛋白的测定误差，也影响了剩余碱、氧饱和度、氧含量等结果的可靠性。

2. 气体　对气体的要求因各厂家仪器型号不同而有差异。

3. 血气分析仪

(1) 缓冲液(4 mol/L KCl 溶液)：参比电极内充缓冲液，在保养时需经常更换。

(2) pH 电极：由于血液蛋白对电极污染出现反应异常，因玻璃电极不可随便拆换，可用 0.1 g/dL 胃蛋白酶盐酸溶液浸泡 30 min，然后用 pH 7.383 的缓冲液冲洗。若经酶处理仍无改善，可检查参比电极，更换氯化钾溶液和参比电极膜。

(3) PCO_2 电极：PCO_2 电极技术性能基本同于 pH 电极，但 PCO_2 电极需装尼龙网及渗透膜以及注入外缓冲液。其渗透膜应平整，不能有皱纹、裂缝和针眼并保持清洁。渗透膜及尼龙网与敏感玻璃膜紧贴，不能夹有空气。有气泡可致反应速度变慢，显示不稳定，引起测定误差。

(4) PO_2 电极：PO_2 电极用久后，其阴极端的磨砂玻璃上会有 Ag 或 AgCl 沉积，使电极灵敏度改变，此时应在细砂纸上滴上数滴 PO_2 电极外缓冲液，摩擦去掉沉积物，用 PO_2 外缓冲液洗净即可得到好的效果。

(5) 参比电极：pH 测量系统的故障大多数为参比电极影响所致，因此参比电极的安装和更换是极其重要的。饱和 KCl 溶液易渗出产生结晶，参比电极膜及电极套要定期更换，否则影响 pH 测试结果。

(6) 仪器：24 h 开机并处于稳定的工作状态。如不能 24 h 开机运转时，开机后应待仪器预热至 37℃ 1～2 h 后再使用，否则可能出现明显的漂移现象。

(7) 电极保养：电极要经常清洗，清洗时应用随机所带清洁剂。电极填充缓冲液，在氧电极、二氧化碳电极保养时需更换。

4. 质量控制 定期定时做好仪器质量控制。

【实验准备】

1. 血液标本的采集和保存

(1) 动脉血采血法：用注射器，抽取肝素(1 mL＝1 000 U，用生理盐水配制)0.2 mL，然后将肝素来回抽动，使针管全部湿润，将多余肝素全部排出。注射器内死腔残留的肝素(0.1 mL)即可抗凝血 2.0 mL。皮肤消毒后，穿刺股动脉、肱动脉或桡动脉，取 2.0 mL 动脉血，不能有气泡。抽出后用小橡皮封针头，隔绝空气。将注射器放在手中双手来回搓动，立即送检。

隔绝空气极其重要，因空气中的氧分压高于动脉血，二氧化碳分压低于动脉血。根据气体扩散规律，高分压向低分压弥散，血标本如与空气接触，则使血液 PO_2 及 PCO_2 都发生改变而失去测定价值。

抽血后立即送检，因为离体后的血细胞的新陈代谢，使 pH 及 PO_2 下降，PCO_2 上升，如果血标本采集后 30 min 内不能检测，必须将其保存于 0～4℃环境中，但也不得超过 2 h。

(2) 毛细血管采血法：毛细玻管长 120 mm 左右，容量 100～140 μL，毛细玻管先彻底洗净，然后灌以肝素液(50 U/mL)，在 60～70℃干燥后即可用。针刺深度以使血液自然流出为宜，收集时切忌将气泡引入毛细玻管。血装满后，从玻管的一端放入一小铁针，然后用塑料或橡皮泥封住两端，以磁铁在玻管外来回移动，达到血液与肝素混合的目的。注意在局部循环不好、局部水肿及休克等情况下，所取血液不能代表动脉血。采血部位常为耳垂或手指，婴儿取足跟、大趾或头皮，局部应先用热毛巾敷或轻轻按摩，使毛细血管血充分动脉化。

(3) 患者准备：如病情许可，最好在停止给氧 30 min 后再采血，否则应注明给氧浓度。

2. 试剂配制 应使用血气分析仪生产商提供配套试剂。

(1) 定标缓冲液：缓冲液Ⅰ pH 7.383，缓冲液Ⅱ pH 6.840。

(2) 标准气体：由两个压缩气瓶提供定标气，一个含有 5% CO_2 和 20% O_2，另一个含 10% CO_2，不含 O_2。

(3) 冲洗/清洁液：包括冲洗液、清洁液、去蛋白液。

3. 血气分析仪。

【操作步骤】

自动化血气分析仪 24 h 开机，能定时自动定标，仪器处于待命状态，一旦有标本即可上机分析。①将标本混匀，打开进样器，自动和手动进样，注意血液必须无凝块，否则会造成管道堵塞。

②血液样本进入电极测量室的测量毛细管后，被四个电极同时感应测量，产生 pH、PCO_2 及 PO_2 三项参数的电极信号。③输入病人的资料、操作者的资料和其他相关检测指标结果等。④仪器自动计算，打印出结果，发出报告。

【实验结果】

1. 实验数据计算　仪器自动计算，打印出结果。

2. 参考区间

（1）动脉血 pH：7.35～7.45；静脉血 pH：7.32～7.42。

（2）动脉血氧分压（PaO_2）：75～100 mmHg。

（3）动脉血二氧化碳分压（$PaCO_2$）：35～45 mmHg。

3. 异常值常见情况与处理意见

（1）酸碱度（pH）：血液的酸碱度必须维持在一定范围内，才能维持细胞的正常代谢。pH＞7.45 为碱血症，pH＜7.35 为酸血症，但 pH 正常不能排除有无酸碱失衡；单凭 pH 不能区别是代谢性还是呼吸性酸碱平衡失调。

（2）动脉血氧分压（PaO_2）：指血浆中物理溶解的 O_2 所产生的张力。氧分压与氧在血液中溶解量的多少成正比。PO_2 是缺氧的敏感指标，肺通气和换气功能障碍可造成 PO_2 下降。PO_2 低于 60 mmHg 即有呼吸衰竭。氧分压降低使脑血流量增加（脑血管扩张）以减轻脑组织缺氧；氧分压低于 30 mmHg 以下即有生命危险。PO_2 升高主要见于输 O_2 治疗过度，上升幅度与所用 O_2 的浓度有关。

（3）动脉血二氧化碳分压（$PaCO_2$）：以物理形式溶解在动脉血中的 CO_2 产生的张力称二氧化碳分压。PCO_2 既是血气指标，又是酸碱指标，具有双重作用，是人体血气内稳和酸碱内稳的联系环节。PCO_2 的平均值为 40 mmHg。①判断肺泡通气状态：PCO_2 升高，肺泡通气量降低；PCO_2 降低，肺泡通气量升高；②判断呼吸性酸碱失衡的性质：PCO_2＜35 mmHg 时，为低碳酸血症，提示肺通气过度，存在呼吸性碱中毒；PCO_2＞45 mmHg 时，为高碳酸血症，提示存在肺通气不足（原发或继发的），存在 CO_2 潴留，可发生呼吸性酸中毒。③判断代谢性酸碱失衡的代偿情况：在代谢性酸中毒时，PCO_2 降低提示已通过呼吸代偿；在代谢性碱中毒时，PCO_2 增高提示已有代偿。

（王会岩）

实验十八　自动生化分析仪实际 *K* 值测定

由于酶测定的校准品不易获得，且稳定性较差，如果实验室没有可靠的酶校准品进行校准，往往直接根据反应指示物的摩尔吸收系数（ε）计算 *K* 值，再计算酶活性浓度。根据摩尔消光系数计算的 *K* 值未考虑检测系统各种误差因素，是理想状态下测定的 *K* 值，因此是理论 *K* 值。由于加样系统和分光系统误差、杂散光以及多波长同时使用等因素，达不到理论上的最佳状态，所以不宜直接使用理论 *K* 值进行计算。为了消除仪器带来的系统误差，需在具体的仪器条件下，定期检查和实际测定反应指示物 *K* 值，称为实际 *K* 值测定。用实际 *K* 值取代理论 *K* 值计算，可明显提高酶活性检测结果的准确度。如果使用厂家配套检测系统且由该厂家校准，因厂家给出的 *K* 值就是该检测系统的实际 *K* 值，可直接使用。

一、340 nm 波长实际 K 值测定

临床实验室许多检测项目都是以 NAD(P)H 为指示反应(340 nm 波长)的原理进行检测。所以,本实验介绍以 NAD(P)H 为指示反应的实际 K 值测定,以熟悉 340 nm 波长实际 K 值测定的实验原理、方法及计算方法,了解影响 K 值的因素和 K 值的校正方法。

【检测方法原理】

在己糖激酶(HK)催化下,葡萄糖和 ATP 发生磷酸化反应,生成葡萄糖-6-磷酸(G-6-P)和 ADP。G-6-P 在 6-磷酸葡萄糖脱氢酶(G-6-PD)催化下脱氢,生成 6-磷酸葡萄糖酸(6-PG),同时使 NAD^+ 还原成 NADH。参与反应的葡萄糖的量与 NADH 生成量是等摩尔关系,NADH 在 340 nm 波长处有吸收峰,用葡萄糖标准液参与上述反应达终点,在 340 nm 波长处测吸光度,根据葡萄糖标准液浓度和吸光度可计算出实际 K 值。

【检测影响因素及注意事项】

1. 操作者的影响因素　全自动生化分析仪参数设定后能够保证加样、加试剂等的准确性;半自动生化分析仪,由于在机外手工加样,偶然误差增加,使实际 K 值测定误差增大。

2. 实验检测注意事项　①葡萄糖标准品纯度要求较高,需购买具有国家标准标志的葡萄糖;②为减少偶然误差,重复测定 10 次,当 CV>5%时,重测 10 次;③标准品和试剂量最好等同于标本测定时的用量。

【实验准备】

1. 试剂盒(己糖激酶法测定葡萄糖)　R1:ATP 1.30 mmol/L,NAD^+ 0.65 mmol/L;R2:己糖激酶(HK)大于 50 KU/L,G-6-PD 2 500 U/L。

2. 葡萄糖校准液　5 555 μmol/L(5.555 mmol/L)。

【实验操作步骤】

1. 在全自动生化分析仪上编制分析程序　样本(葡萄糖校准液)3 μL,R1 240 μL,R2 60 μL,温度 37℃,波长 340 nm,终点法,测量读点:0~16 点和 0~34 点。

2. 设定生化仪定标参数　单点校准,校准品浓度 5 555 μmol/L(5.555 mmol/L),重复校准次数 10 次。

3. 在仪器参数中设定相应的试剂位　用清洁的试剂瓶装上 R1 与 R2,并置于生化仪试剂盘的相应位置。

4. 校准　将葡萄糖标准应用液盛入一次性样品杯,置于定标样品架上的设定位置,第一孔位加纯水作试剂空白,选择对葡萄糖项目进行校准。

5. 观察反应曲线并记录　待校准完成,观察反应曲线,读取葡萄糖标准应用液反应曲线中最后一点的吸光度值,记录:A_1、A_2、A_3…A_{10}。

6. 测定　用于全自动生化分析仪配套的酶校准品(如 C.a.f.s 多值校准品),按临床标本检测相同的程序做 ALT 检测,根据校准品 ALT 的靶值和吸光度值计算 ALT 的校准 K 值。

$$\text{ALT 活性测定校正 } K \text{ 值} = \frac{\text{校准品 ALT 靶值}}{\text{校准品吸光度值}}$$

7. 按下列公式计算　NADH 在该生化仪的实际摩尔消光系统(ε')和实际 K 值,并与理论 K 值进行比较。同时,将该生化仪 NADH 的 ε' 代入公式计算 ALT 测定的实际 K 值,并与校准

K 值进行比较。

计算吸光度的算术平均值($\overline{A}$)、标准差(s)、变异系数(CV):

$$\overline{A}=\frac{A_1+A_2+\cdots+A_{10}}{10} \qquad SD=\sqrt{\frac{\sum(A_i-\overline{A})^2}{10-1}} \qquad CV=\frac{s}{\overline{A}}\times100\%$$

如果 CV≥5%,重新做 10 管,直到 CV<5%。

计算 NADH 实际摩尔吸收系数($C_{NADH}=C_{GS}$):

$$\varepsilon'=\frac{\overline{A}}{C_{NADH}\times d}=\frac{\overline{A}}{\dfrac{C_{GS}\times V_s}{V_t}\times d}=\frac{\overline{A}\times V_t}{C_{GS}\times V_s\times d} \quad ①$$

ε':NADH 实际摩尔吸收系数(cm^2/mol),C_{NADH}:NADH 浓度($\mu mol/L$),C_{GS}:葡萄糖浓度($\mu mol/L$),d:比色杯光径(cm),V_s:标准品用量(mL),V_t:反应体系体积(mL)。

因为标准品浓度单位已是 μmol/L,所以实际 *K* 值(K')计算:

$$K'=\frac{V_t}{\varepsilon'\times d\times V_s} \quad ②$$

将①代入②得:

$$K'=\frac{C_{GS}}{\overline{A}}=\frac{5\ 555}{\overline{A}} \quad ③$$

【实验结果与处理建议】

用生化分析仪进行标本检测时,在保证生化仪参数设置与该实际 *K* 值测定一致前提下,以检测 NADH 为产物的检测系统(如 AST、ALT、LD 等),可将生化分析仪系数设为 NADH 的实际 *K* 值,即可自动计算相应酶活性浓度。由于上述实际 *K* 值测定方法不是按检测项目程序进行的,摩尔消光系数还受到溶剂性质的影响,所以该实际 *K* 值只能校正仪器偏差对上述酶检测结果的影响。

二、405 nm 波长实际 *K* 值测定

【检测方法原理】

临床测定中以磷酸对硝基苯(4 - NPP)为底物,2 -氨基 2 -甲基-丙醇(AMP)为磷酸酰基的受体物质,增进酶促反应速率。4 - NPP 在碱性溶液中无色,在血清样本中的 ALP 的催化下,4 - NPP 分解出磷酸酰基,生成游离的对硝基苯酚(4 - NP)。4 - NP 在碱性溶液中转变成醌式结构,呈现较深的黄色。在波长 405 nm 处监测吸光度增高的速率,可反映标本中 ALP 活力。

本实验以 4 - NP 标准品作为样本,加入试剂后,吸光度增高反映的是标准品 4 - NP 的浓度。因为 4 - NP 是反应体系中 ALP 作用 4 - NPP 和 AMP 的产物,所以该吸光度值也能代表临床检测中 ALP 的活性。故可根据标准品 4 - NP 吸光度的变化计算临床 ALP 检测中的实际 *K* 值。

【检测影响因素及注意事项】

1. 操作者的影响因素　如果用半自动生化仪,是手工加样和加试剂,偶然误差加大,实际 *K* 值测定误差会增大。

2. 实验注意事项　①为减少偶然误差,重复测定 10 次,当 CV>5%时,重测 10 次;②标准品和试剂量最好等同于标本酶活性测定的用量。

【实验准备】

1. AKP测定试剂盒(基于IFCC配方)　R1：2-氨基-2-甲基-丙醇(AMP)1.0 mmol/L；$MgCl_2$ 0.5 mmol/L。R2：磷酸对硝基苯酚(4-NPP)10 mmol/L。

2. 标准品配制

(1) 4-NP标准品贮存液(1 mmol/L)：称取纯4-NP 139.1 mg溶于1 000 mL蒸馏水(dH_2O)中，在暗处保存可稳定数月。

(2) 4-NP标准品工作液(40 μmol/L)：取4-NP标准品贮存液25 mL加AMP缓冲液900 mL中，再加dH_2O至1 000 mL，可稳定2个月以上。该标准品相当于酶活性浓度40 U/L。

3. 仪器的准备　①检测方法：速率法。②主波长/次波长：405/505 nm。③比色光径：1.0 cm。④温度：37℃。⑤反应方向：正向。⑥样品或校准品反应体积分数：1∶51。

【实验操作步骤】

1. 4-NP测定　按表3-9所示剂量加入各物质。

表3-9　4-NP测定实验所加试剂量

加入物(μL)	测定管(U)	空白管(B)
样本(标准品工作液)	6	—
dH_2O	—	6
试剂Ⅰ	240	240
	37℃温育5 min	
试剂Ⅱ	60	60

混匀，延迟时间1 min后，在405 nm波长处连续监测吸光度，从仪器上调出反应曲线，分别取空白管和测定管最大吸光度值，测定管重复10管。

2. 计算　各测定管的试剂空白校正吸光度值为：$\Delta A = A_U - A_B$

计算ΔA的算术平均值($\overline{A}$)、标准差(s)、变异系数(CV)，如果CV≥5%，重新做10管，直到CV<5%，做如下计算。

$$\text{实际}K\text{值}=\frac{\text{标准品 ALP 活性浓度(U/L)}}{\overline{A}}=\frac{40}{\overline{A}}$$

【实验结果与处理建议】

在用生化分析仪进行ALP标本检测时，在保证生化仪参数设置一致前提下，将生化分析仪系数设为该实际K值，以计算ALP活性浓度。

由于该K值测定方法是以4-NP标准品作为样本，按ALP试剂盒操作步骤进行的，所以该实际K值测定方法不但可以修正来源于仪器光学系统的误差，还可以用于排查该反应体系中的试剂质量问题。

随着科技的不断进步，不少自动生化仪器厂商能提供可溯源的酶学校准品，用完全相同的检测程序检测校准品和标本，很容易由仪器自动计算得到校准K值，校准K值可校正整个检测系统的偏差，从而使各实验室测定酶活性的差异明显缩小。但需注意的是，各厂商的酶学校准品是对特定的检测系统进行赋值，因此，在选用校准品时要阅读说明书，重点了解该校准品适用于哪些仪器组成的检测系统。如果用于不适用的检测系统，仍会带来系统误差。

(袁永强)

实验十九　连续监测法测定酶活性

一、色素原底物反应的连续监测法测定

【实验项目背景】

本实验以γ-谷氨酰转肽酶(GGT)活性测定为例，介绍以色素原为底物的连续监测法测定酶活力的基本原理、方法及检测影响因素。正常成年人血清中GGT主要来源于肝，其活性很低。当肝细胞损伤，特别是胆道阻塞致胆管上皮细胞受损时，可导致血清中GGT活性升高。所以，血清GGT活性测定常用于肝胆疾病的诊断，临床上常作为肝功能组合项目之一。早期测定GGT活性，是用L-γ-谷氨酰-对硝基苯胺(GGPNA)为底物。受GGPNA的溶解度限制，难以达到“酶底物饱和浓度”，不能显示酶反应的最大活性。目前，各商品试剂盒大多采用L-γ-谷氨酰-3-羧基-4-硝基苯胺为底物，其溶解度显著增大，能配制较高浓度的底物溶液，所测GGT活性明显提高，是IFCC推荐方法。

【方法原理】

以L-γ-谷氨酰-3-羧基-4-硝基苯胺为底物，以甘氨酰甘氨酸(双甘肽)为γ-谷氨酰基的受体成分，在GGT催化下，谷氨酰基转移到双甘肽分子上，同时释放出黄色的2-硝基-5-氨基苯甲酸，引起405～410 nm波长处吸光度的增高。吸光度的增高速率与GGT活性成正比。

拓展知识3-13

【检测影响因素及注意事项】

1. 底物　该底物的溶解度小，难以达到酶动力学反应的最适浓度，只能采用较低的基质浓度；甘氨酸对GGT的反应有抑制作用，所用的双甘肽制剂中不应含有甘氨酸；试剂中的游离对硝基苯胺和其他不纯的物质对酶活性有抑制作用，可用吡啶抽提不纯物质；本方法的检测范围为2～1 000 U/L，超过1 000 U/L需用蒸馏水或生理盐水稀释后检测。

2. 标本　酗酒可使血清GGT升高；长期使用苯巴比妥、苯妥英钠、安替比林、口服避孕药者，血清GGT活性也会升高。

3. 参数设置　生化分析仪的参数严格接试剂盒说明书要求设置。

4. 试剂　如果试剂空白的吸光度过高，表示该试剂已不能使用；标本为空腹血清或血浆(肝素、EDTA抗凝)；红细胞中的GGT含量低，标本溶血对GGT活性检测影响不大；血清中GGT活力在室温或4℃可稳定7天，在冷冻状态下可稳定2个月；2-硝基-5-氨基苯甲酸在405 nm、410 nm处的摩尔吸光度分别为9 490和7 908，该方法对分光光度计波长精度要求较高，因此，最好各实验室自行测定摩尔吸光度。

【实验准备】

1. 病人准备　空腹。

2. 标本准备　采静脉血注入真空管或速凝管，待自然凝固(或37 ℃水浴孵育凝固)，离心，分离血清。

3. GGT检测试剂盒　R1：Tris缓冲液100.0 mmol/L，甘氨酰甘氨酸100.0 mmol/L。R2：

L-γ-谷氨酰-3-羧基-4-硝基苯胺 4.0 mmol/L。

2～8℃密闭避光贮存可稳定 12 个月；开瓶上机后 2～8℃避光贮存可稳定 1 个月；工作液 2～8℃密闭避光贮存可稳定 1 个月，室温可稳定 7 天。

4. 仪器的准备　①检测方法：速率法。②主波长/次波长：405/505 nm。③比色光径：1.0 cm。④温度：37℃。⑤反应方向：正向。⑥样品或校准品反应体积分数：1∶55。

【实验操作步骤】

1. GGT 测定　按表 3-10 所示剂量加入各物质。

表 3-10　GGT 测定加样操作所加试剂量

加入物(μL)	空白(B)	测定(U)	校准(C)
DH_2O	15		
样本		15	
校准			15
R1	240	240	240
		混匀，37℃温育 5 min	
R2	60	60	60

混匀，37℃恒温 1 min 后测定初始吸光度，然后准确测定平均每分钟吸光度变化值 $\Delta A/\text{min}$。全自动生化分析仪按设定参数完成检测后，自动计算 GGT 活性浓度。（具体操作和计算根据厂商提供说明书进行）

2. 实验数据计算

（1）以校准品定标的计算如下：$GGT=\dfrac{\Delta A_U/\text{min}-\Delta A_B/\text{min}}{\Delta A_C/\text{min}-\Delta A_B/\text{min}}\times C_C(\text{U/L})$

（2）以计算因子的计算式如下：$\Delta A/\text{min}=\Delta A_U/\text{min}-\Delta A_B/\text{min}$

$$GGT=\Delta A/\text{min}\times\frac{10^6}{9\ 490}\times\frac{315}{15}=\Delta A/\text{min}\times 2\ 213(\text{U/L})$$

式中，9 490 是 2-硝基-5-氨基苯甲酸在 405 nm 波长处的摩尔吸收系数。

【实验结果与处理建议】

1. 参考区间　男：11～50 U/L(37℃)；女：7～32 U/L(37℃)；新生儿可达成年人 5～8 倍。

2. 异常值常见情况与处理建议

（1）增高：急性病毒性肝炎在氨基转移酶上升高峰期，GGT 可呈中、轻度增高。在肝硬化活动期也有不同程度升高。酒精性肝硬化及胆汁性肝硬化时，GGT 明显升高，可达正常的 5～10 倍。各种原因引起的肝内胆汁淤积、肝外胆道梗阻，GGT 均明显增高，可达 400 U/L 以上。肝癌时，由于癌细胞逆分化，类似胚胎期，此酶的生成增加，故血清 GGT 也呈中度或高度升高。临床上也常把 GGT 作为观察慢性肝炎伴肝硬化病人是否转为肝癌的参考指标。急、慢性肝炎，慢性肝炎活动期，阻塞性黄疸，胆道感染，胆石症，急性胰腺炎时都可以升高。此外，GGT 与 ALP 一起测定有助于肝胆疾病的鉴别诊断，ALP 升高而 GGT 正常可完全排除 ALP 的肝来源；若 ALP 和 GGT 均升高，则排除肝外引起的 GGT 升高后，确定为肝病所致。某些药物和酒精可使其合成增加而导致血清 GGT 升高。

（2）降低：一般无临床意义。但重型肝炎、晚期肝硬化，由于微粒体破坏、酶合成减少，GGT因而下降，GGT持续低值提示预后不良。

二、脱氢酶参与的连续监测法测定

【实验项目背景】

在连续监测法测定酶活性中，有一类利用NAD(P)H在340 nm处吸光度的变化来测定各种脱氢酶的方法，称之为脱氢酶参与的连续监测法，是直接法中应用最成熟、最广泛的一类方法。波长340 nm处吸光度的变化可反映反应体系中NAD(P)H量的增减。以丙氨酸氨基转移酶(ALT)测定为例，介绍脱氢酶参与的连续监测法测定酶活性的原理和方法。

【检测方法原理】

ALT速率法测定中，酶偶联反应式为

$$\text{L-丙氨酸}+\alpha\text{-酮戊二酸}\xrightleftharpoons{\text{ALT}}\text{L-谷氨酸}+\text{L-丙酮酸}$$

$$\text{丙酮酸}+\text{NADH}+\text{H}^+\xrightleftharpoons{\text{LD}}\text{L-乳酸}+\text{NAD}^+$$

拓展知识3-14

在偶联反应中，NADH的氧化速率与标本中ALT活性成正比。

1. 单试剂法　血清与试剂完整的底物溶液混匀，ALT催化反应立即启动，在线性反应期，以1.0 cm比色光径，340 nm波长连续监测吸光度下降速率($-\Delta A$/min)，可计算ALT活性浓度。

2. 双试剂法　血清与缺少α-酮戊二酸的底物溶液混匀，37℃保温5 min，使样品中所含内源性的α-酮酸引起的副反应进行完毕。然后加入α-酮戊二酸启动ALT催化反应，在线性反应期，以1.0 cm比色光径，340 nm波长连续监测吸光度下降速率($-\Delta A$/min)，可计算ALT活性浓度。

【检测影响因素及注意事项】

1. 受方法本身限制的影响因素

（1）副反应：ALT检测中有两个副反应，其一是血清中的游离α-酮酸（如丙酮酸）可消耗NADH；其二是血清中谷氨酸脱氢酶(GLDH)增高时，在有氨离子存在的条件下，可消耗NADH，使340 nm处吸光度下降值($-\Delta A$/min)增加，使测定结果偏高。因此，在单试剂检测系统中必须要有足量的LD，才能保证α-酮酸引起的副反应在规定的延滞期内进行完毕。但试剂中LD用量多，会增加试剂成本。

（2）磷酸吡哆醛：IFCC推荐的试剂盒中，含有转氨酶的辅基—磷酸吡哆醛(P5′P)，能使血清中无活性的脱辅基的ALT酶蛋白与辅基结合，使之具有活性。一般而言，加了P5′P的测定结果比不加的要高，但没有固定的比例，不能用校正因子来调整两种方法的结果。

（3）单试剂法和双试剂法：都可用于常规检测，但要特别注意辨别真假双试剂。假的双试剂在试剂1中不含NADH，在孵育期因没有NADH参与，不能消除α-酮酸的影响。

（4）缓冲液：ALT测定方法中大多用Tris缓冲液，也有用磷酸盐缓冲液。研究认为NADH在Tris缓冲液中稳定性较高，并且P5′P在Tris缓冲液中有更好的激活作用；而磷酸盐缓冲液会延缓P5′P与脱辅基的ALT酶蛋白的结合。

(5) 试剂空白:用蒸馏水代替血清测定 ALT 活力应小于 5 U/L。造成试剂空白测定值的原因是:LD(工具酶)制品中含有微量的 ALT(杂酶)以及 NADH 的自发氧化所引起的,在计算时应扣除空白值。

(6) 试剂空白吸光度:用蒸馏水代替血清,如果试剂空白吸光度下降到 1.0,表明 NADH 大约下降了 50%,不能保证 ALT 检测的线性范围。如果试剂盒贮存到有效期末时,必须做试剂空白值测定,若吸光度小于 1.0,视为过期试剂,不能再用。

2. 干扰 严重脂血、黄疸可引起测定管吸光度增加,影响检测结果。使用氯丙嗪、异烟肼、奎宁、水杨酸类以及大量饮酒可致 ALT 活性升高。

3. 标本 一般用血清测定 ALT 活性,草酸盐、肝素、柠檬酸盐虽不抑制 ALT 活性,但可引起反应液轻度混浊。血清中 ALT 在室温可稳定 3 天,4℃存放 1 周活性无明显变化。血清不能反复冻融,以免影响酶活性,常规 ALT 测定不推荐血清冷冻保存。红细胞中 ALT 含量是血清中 3~5 倍,应避免标本溶血。

4. 器材 试管、吸管、比色杯等必须经化学清洗,去除干扰酶活性的物质。

【实验准备】

1. 病人准备 空腹。

2. 标本准备 采静脉血注入真空管或速凝管,待自然凝固(或 37℃水浴孵育凝固),离心,分离血清。

3. 试剂盒 R1:Tris - HCl 缓冲液 100 mmol/L;α-酮戊二酸 15 mmol/L;NADH 0.18 mmol/L;LD 1200 U/L。R2:L-丙氨酸 240 mmol/L。

2~8℃冰箱密闭避光保存可稳定 12 个月,开瓶后 2~8℃可稳定 1 个月。

4. 仪器的准备 ①检测方法:速率法。②主波长/次波长:340/405 nm。③比色光径:1.0 cm。④温度:37℃。⑤反应方向:反向。⑥样品或校准品反应体积分数:1∶26。

【实验操作步骤】

1. ALT 测定 按表 3-11 所示剂量加入各物质。

表 3-11 ALT 测定加样操作所加试剂量

加入物(μL)	空白管(B)	测定管(U)	校准管(C)
蒸馏水	12		
血清样本		12	
校准品			12
R1	240	240	240
混匀,37℃温育 5 min			
R2	60	60	60

混匀,37℃恒温 1 min,测定初始吸光度。然后连续监测吸光度变化,计算吸光度下降速率($-\Delta A$/min),全自动生化分析仪按设定参数完成检测后,自动计算 ALT 活性浓度(具体操作和计算根据厂商提供说明书进行)。

2. 实验数据计算

(1) 用校准品定标计算式如下:

$$\text{ALT 活力}=\frac{\Delta A_U/\min-\Delta A_B/\min}{\Delta A_C/\min-\Delta A_B/\min}\times C_C(\text{U/L})$$

（2）用计算因子计算如下：$\Delta A/\min=\Delta A_U/\min-\Delta A_B/\min$

$$\text{ALT 活力}=\Delta A/\min\times\frac{10^6}{6\ 220}\times\frac{312}{12}=\Delta A/\min\times 4\ 180(\text{U/L})$$

式中，6 220 是 NADH 在 pH 7.15，340 nm 波长，比色光径 1.0 cm 下的摩尔吸收系数；$\Delta A/\min$ 为每分钟吸光度变化率；10^6 为摩尔（mol）换算成微摩尔（μmol）；312/12 为血清稀释倍数。

【实验结果与处理建议】

1. 参考区间　男：5～40 U/L；女：5～35 U/L；新生儿是健康成人正常上限的 2 倍，出生后约 3 个月降至成人水平。

2. 异常值常见情况与处理建议

（1）增高：急性病毒性肝炎时可明显升高；肝炎恢复期，氨基转移酶转入正常，但在 100 U/L 左右波动或再度上升为慢性活动性肝炎；慢性活动性肝炎或脂肪肝可轻度增高（100～200 U/L），或属正常范围，且 AST＞ALT；肝硬化、肝癌时，ALT 有轻度或中度增高，提示可能并发肝细胞坏死，预后严重；其他原因引起的肝损害，如心功能不全时，肝淤血导致肝小叶中央带细胞的萎缩或坏死，可使 ALT、AST 明显升高；其他疾病如骨骼肌损伤、多发性肌炎等亦可引起 ALT 升高。另外，某些化学药物如氯丙嗪、苯巴比妥、四氯化碳、砷剂等可不同程度地损害肝细胞，引起 ALT 的升高，部分 ALT 升高与脂肪肝、饮酒有关。

（2）降低：一般无临床意义，但重症肝炎或亚急性重型肝炎时，氨基转移酶活性由升高转为降低，表明肝细胞坏死后增生不良，预后不佳。

三、过氧化物酶反应的连续监测法测定

【实验项目背景】

在临床生物化学检验中，许多项目的测定是利用工具酶参与的反应原理而检测的。其中一类是偶联 H_2O_2 的工具酶及其指示反应，该工具酶是具有高度特异性的氧化酶，使相应底物（一般为被测物）被酶催化氧化生成 H_2O_2，H_2O_2 可通过以 H 为受体的指示酶指示反应进行检测。指示酶有过氧化氢酶（或触酶）和过氧化物酶（POD），最常用的是 POD。本实验以腺苷脱氨酶（ADA）测定为例，介绍过氧化物酶反应的连续监测法测定酶活性的原理和方法。

ADA 是一种与机体细胞免疫活性有重要关系的核酸代谢酶，能催化腺嘌呤核苷转变为次黄嘌呤核苷，再经核苷磷酸化酶作用生成次黄嘌呤，其代谢最终产物为尿酸。血液中 ADA 主要存在于红细胞、粒细胞和淋巴细胞，其活性为血清的 40～70 倍，T 淋巴细胞 ADA 活性比 B 淋巴细胞更高。测定血液、体液中的 ADA 对某些疾病的诊断、鉴别诊断、治疗效果及免疫功能的研究日趋受到重视。临床上，ADA 与 ALT、GGT 等组成的肝酶谱能较全面地反映肝病的酶学改变，此外，胸腹水、脑脊液 ADA 检测常用于结核、炎症、癌症等鉴别诊断。

ADA 的检测方法经历了四代。现主要采用第四代改良法（XOD－PAP 法），即偶联 PNP、XOD 和 POD 的反应，该法不与其他核苷反应，无 NH_4^+ 影响，具有测定灵敏度和精密度高、抗干扰能力强、适合自动化快速测定的特点。

【检测方法原理】

ADA 酶解腺苷脱氨产生次黄苷，次黄苷在 PNP 的作用下生成次黄嘌呤，后者在 XOD 氧化下生成尿酸和 H_2O_2。H_2O_2 在过氧化物酶 POD 作用下，与 4-氨基安替比林（4-AA）、*N*-ethyl-*N*-(2-hydroxy-3-sulfopropyl)-3-methylaniline（EHSPT，TOOS）反应（Trinder 反应），生成紫红色的醌。在 546 nm 处，通过动态测量有色醌吸光度上升的速度来计算 ADA 的活性。

拓展知识 3-15

【检测影响因素及注意事项】

1. 血清标本　应避免溶血，4℃可保存 3 天；胸腹水标本应离心后检测，4℃可保存 5 天；标本中胆红素≤342 μmol/L、血红蛋白≤100 g/L、三酰甘油≤8.47 mmol/L、维生素 C≤40 mg/L 及 NH_4^+ 对测定无影响。溶血性贫血、重症地中海贫血、髓系白血病、血色素沉着症、痛风、自身免疫性疾病和心力衰竭等疾病 ADA 可升高。

2. 试剂　试剂空白吸光度不大于 0.2，或空白吸光度每分钟变化不大于 0.01，否则应更换试剂。每天做质量控制；要避免试剂复溶引起瓶间差；当更换试剂批号后或室内质控实验失控后需要校准，应选用合格校准品。

【实验准备】

1. 病人准备　空腹。

2. 标本准备　采集患者血液或胸腹水、脑脊液，离心取上清液。

3. 试剂盒

(1) R1：甘氨酸缓冲液 80 mmol/L；TOOS 2 mmol /L。嘌呤核苷磷酸化酶（PNP）500 U/L；黄嘌呤氧化酶（XOD）800 U/L；过氧化物酶（POD）600 U/L。

(2) R2：腺嘌呤核苷（adenosine）10 mmol/L；4-氨基安替比林（4-AAP）2.0 mmol/L。

试剂置 2～8℃可稳定保存 1 年。

4. 校准品　ADA 校准品（应与检测系统配套，见说明书）。

5. 生化分析仪主要参数　①检测方法：速率法。②主波长/次波长：546/800 nm。③比色光径：1.0 cm。④温度：37℃。⑤反应方向：正向。⑥样品或校准品反应体积分数：1∶55。

【实验操作步骤】

1. ADA 测定　按表 3-12 所示剂量加入各物质。

表 3-12　ADA 测定加样操作所加试剂量

加入物(μL)	测定管(U)	校准管(C)	空白管(B)
样本	5		
校准品		5	
蒸馏水			5
R1	180	180	180
		混匀，置 37℃孵育 3～5 min	
R2	90	90	90

混匀，置 37℃孵育 3 min，在波长 546 nm 处，连续监测 2 min 吸光度升高速率，计算△*A*/min。全自动生化分析仪按设定参数完成检测后，自动计算 ADA 活性浓度（具体参数设置应根

据厂商提供说明书进行）。

2. 实验数据计算

（1）用校准品定标计算式如下：

$$\text{ADA 活力}=\frac{\Delta A_U/\min-\Delta A_B/\min}{\Delta A_C/\min-\Delta A_B/\min}\times C_C(\text{U/L})$$

（2）用计算因子计算如下：$\Delta A/\min=\Delta A_U/\min-\Delta A_B/\min$

$$\text{ADA 活力}=\Delta A/\min\times\frac{10^6}{3\ 120}\times\frac{275}{5}=\Delta A/\min\times1\ 763(\text{U/L})$$

式中，3 120 是紫红色醌在 546 nm 波长，比色光径 1.0 cm 下的摩尔吸收系数；$\Delta A/\min$ 为每分钟吸光度变化率；10^6 为摩尔(mol)换算成微摩尔(μmol)；275/5 为血清稀释倍数。

【实验结果与处理建议】

1. 参考区间　血清：0～15 U/L，胸腹水：0～35 U/L，脑脊液：0～5 U/L。

2. 异常值常见情况及分析

（1）增高：血清 ADA 升高常见于肝炎、肝硬化、肿瘤引起的阻塞性黄疸，前列腺和膀胱癌，风湿热，伤寒，结核和传染性单核细胞增多症等疾病；结核性胸腹水 ADA 活性显著高于癌症及炎症胸腹水；结核性脑膜炎脑脊液 ADA 活性显著增高，中枢神经系统白血病和颅内肿瘤脑脊液 ADA 活性轻度增高，病毒性脑膜炎时 ADA 活性不增高。

（2）降低：无特殊意义。

（袁永强）

实验二十　琼脂糖电泳法测定乳酸脱氢酶同工酶

【实验项目背景】

乳酸脱氢酶(lactate dehydrogenase，LD)广泛存在于人体各组织的细胞质中，总活性的测定缺乏组织器官特异性，而其同工酶的测定具有器官特异性和更高的灵敏度。因此目前除总活性测定外，还结合 LD 同工酶的测定来提高 LD 测定的临床应用价值。

血清 LD 同工酶可用多种方法进行分离测定，包括电泳法、免疫化学法、层析法、热稳定和抑制法。电泳法使用的支持介质包括琼脂糖凝胶和醋酸纤维素薄膜、聚丙烯酰胺凝胶等。琼脂糖凝胶电泳法灵敏度高，易于定量分析。

拓展知识 3-16

通过实验使学生掌握琼脂糖凝胶电泳在血清同工酶分析中的原理和操作过程，进一步明确血清同工酶电泳与蛋白质电泳的联系与区别。

【检测方法原理】

LD 同工酶的一级结构和等电点不同，在一定的电泳条件下，使其在支持介质上分离。然后利用酶的催化反应进行显色：以乳酸钠作为底物，LD 催化乳酸脱氢生成丙酮酸，同时使 NAD^+ 还原为 NADH。吩嗪二甲酯硫酸盐(PMS)将 NADH 的氢传递给氯化碘代硝基四唑蓝(INT)，使其还原为紫红色的甲臜化合物。有 LD 活性的区带就会显紫红色，且颜色的深浅与酶活性呈正比，利用光密度仪或扫描仪可求出各同工酶的相对含量。

【检测影响因素及注意事项】

1. 标本 红细胞中LD_1与LD_2活性很高，因此标本严禁溶血。LD_4与LD_5（尤其是LD_5）对热很敏感，因此底物-显色液的温度不能超过50℃，否则易变性失活。LD_4和LD_5对冷不稳定，容易失活，应采用新鲜标本测定。如果需要，血清应放置于25℃条件下保存，一般可保存2～3日。

2. 试剂 PMS对光敏感，故底物-显色液须避光，否则显色后凝胶板背景颜色较深。

3. 底物 可用0.5～1.0 mol/L的乳酸锂溶液（pH 7.0）代替乳酸钠溶液。乳酸锂化学性质稳定，易称量，还可避免乳酸钠长期放置后产生的酮类物质对酶促反应造成的抑制作用。

【实验准备】

1. 试剂

（1）巴比妥缓冲液（pH 8.6，离子强度0.075）：称取巴比妥钠15.458 g，巴比妥2.768 g，溶解于蒸馏水中，加热助溶，冷却后定容至1 L（用于电泳）。

（2）0.082 mol/L巴比妥-盐酸缓冲液（pH 8.2）：称取巴比妥钠17.2 g，溶解于蒸馏水中，加1 mol/L盐酸24.6 mL，蒸馏水定容至1 L（用于凝胶配制）。

（3）10 mmol/L乙二胺四乙酸二钠：称取$EDTA-Na_2$ 372 mg，溶解于蒸馏水中，并定容至100 mL。

（4）5 g/L琼脂糖凝胶：称取琼脂糖0.5 g，加入50 mL pH 8.2的巴比妥-盐酸缓冲液中，再加入$EDTA-Na_2$溶液1.2 mL，以及蒸馏水48.8 mL，隔水煮沸溶解，不时摇匀，趁热分装到大试管中，冷却后用塑料膜密封管口置冰箱备用。

（5）8 g/L琼脂糖凝胶：称取琼脂糖0.8 g，加入50 mL pH 8.2巴比妥-盐酸缓冲液中，再加入$EDTA-Na_2$溶液2 mL，以及蒸馏水48 mL，配制方法同试剂（4）。

（6）显色试剂：①D-L-乳酸溶液：取85%乳酸（AR）2 mL，用1 mol/L NaOH调pH至中性（约用23.6 mL）。②1 g/L吩嗪二甲酯硫酸盐（PMS）：称取50 mgPMS，加蒸馏水50 mL溶解。③10 g/L NAD^+：称取100 mgNAD^+溶解于10 mL新鲜蒸馏水中，或NAD^+ 45 mg溶解于4.5 mL蒸馏水中。④1 g/L氯化碘代硝基四唑蓝（INT）：称取30 mgINT，溶解于30 mL蒸馏水中。上述试剂需要贮存于棕色瓶中，置4℃保存。除10 g/L NAD^+外，其余均可保存3个月以上。⑤底物-显色液（临用前配制）：取①液4.5 mL、②液1.2mL、③液4.5 mL和④液12.0 mL混匀。

（7）固定漂洗液：按乙醇∶水∶冰醋酸＝14∶5∶1（体积比）的比例混合，或按95%乙醇∶冰醋酸＝98∶2的比例混合而成。

2. 电泳仪和电泳槽。

【实验操作步骤】

1. 制备琼脂糖凝胶玻片 取冰箱保存的5 g/L缓冲琼脂糖凝胶一管，置沸水浴中加热融化。用吸管吸取已融化的凝胶液约1.2 mL，均匀铺在干净的7.5 cm × 2.5 cm玻片上，冷却凝固后，于凝胶板阴极端1～1.5 cm处挖槽，滤纸吸干槽内水分。

2. 加样 用微量加样器加约40 μL血清于槽内。

3. 电泳 电压75～100 V，电流8～10 mA/片，电泳30～40 min。

4. 显色 在电泳结束前5～10 min，将底物显色液与沸水浴融化的8 g/L琼脂糖凝胶按4∶5的比例混合，制成显色凝胶液，置50℃热水中备用。注意避光。显色方法是终止电泳后，取下凝胶玻片，置于铝盒内，立即用滴管吸取显色凝胶约1.2 mL，迅速滴加在凝胶玻片上，使其自然展开覆盖全片，待显色凝胶凝固后，加盖避光，铝盒在37℃水浴中浮于水面保温1 h。

5. 固定和漂洗　取出显色凝胶玻片，浸入固定漂洗液中20～40 min，直至背景无黄色为止，再用蒸馏水漂洗多次，每次10～15 min。

【实验结果及处理意见】

1. 实验数据计算

(1) 目视观察：根据在碱性介质中LD同工酶由负极向正极泳动速率递减的顺序，电泳条带由正极到负极依次为：$LD_1(H_4)$、$LD_2(H_3M)$、$LD_3(H_2M_2)$、$LD_4(HM_3)$和$LD_5(M_4)$。按各区带呈色的深浅，比较LD各同工酶区带呈色强度的关系。

(2) 光密度计扫描求相对百分率：用光密度计在570 nm波长下扫描，求出各同工酶区带吸光度所占百分比。

(3) 比色定量：在不具备光密度计条件下，如果需要进行定量，可将各区带切开，分别装入试管中，加入400 g/L尿素4 mL，于沸水浴中加温5～10 min，取出冷却后以570 nm波长比色。空白管取大小相同但无同工酶区带的凝胶，用上述相同的方法处理。比色后根据各管吸光度计算各同工酶的百分率。

计算：吸光度总和$=A_1+A_2+A_3+A_4+A_5$

各LD同工酶百分率(%)为：

$$LD_x(\%)=\frac{A_x}{A_{总}}\times 100 \quad (x=1,2,3,4,5)$$

2. 参考区间　成年血清中LD同工酶百分比：$LD_2>LD_1>LD_3>LD_4>LD_5$。

3. 异常值常见情况与处理意见

(1) 用于鉴别和诊断心、肝和骨骼肌的疾病：心肌梗死和心肌炎时以LD_1和LD_2升高为主，且大多数AMI患者血中LD同工酶出现$LD_1/LD_2>1$，且持续时间长。骨骼肌和肝细胞损伤时常出现$LD_5>LD_4$。

(2) 肺、脾、胰、淋巴结损伤及各种恶性疾病：LD_2、LD_3、LD_4升高。

(3) 恶性肿瘤(如转移到肝)：往往伴有LD_4、LD_5升高。

(4) 其他：溶血性疾病、镰状细胞贫血、地中海贫血、体外循环术后溶血、阵发性睡眠性血红蛋白尿时均有LD_1和LD_2升高，但仍为$LD_2>LD_1$。

（王会岩）

实验二十一　脱氢酶指示系统测定血清碳酸氢离子

【实验项目背景】

HCO_3^-是血清中二氧化碳(CO_2)的化学结合形式，参与组成血清中最重要的缓冲体系，是判断体内酸碱平衡的重要指标。临床上将此项目作为常规和急诊的必查项目之一。HCO_3^-测定可与其他临床和实验室资料相结合，用以评价酸碱状态。

测定HCO_3^-的方法分为直接测定法和间接推算法两类。前者有量气法、滴定法、离子选择电极法、酶法等。后者是利用血气分析仪测得pH和PCO_2，再根据Henderson-Hasselbaleh方程计算获得。目前由于临床广泛使用血气分析仪,因此间接推算法应用较普遍,而直接测定法过去以滴定法和量气法应用较多。滴定法手工操作烦锁,操作人员熟练程度和判断终点的经验在一定程度上影响结果,试剂也不稳定;而量气法检测的是血清中 HCO_3^- 和所有气体,因此两种方法虽然成本较低,但结果可靠性差,逐渐被淘汰。由于离子选择电极块目前还需要进口,因此电极法检测血清 HCO_3^- 的成本比较高。而酶法由于试剂成本不高,测定结果可靠,适合于自动化分析,已经广泛应用于临床实验室。本实验的目的是掌握酶法测定血清 HCO_3^- 的基本原理,熟悉酶法的操作过程和注意事项,了解血清 HCO_3^- 测定对酸碱平衡分析的意义。

【检测方法原理】

血清中的 HCO_3^- 在磷酸烯醇式丙酮酸羧化酶(phosphoenolpyruvic acid carboxylase, PEPC)的催化下和磷酸烯醇式丙酮酸(phosphoenolpyruvic acid, PEP)反应,生成草酰乙酸和磷酸,草酰乙酸在苹果酸脱氢酶(malate dehydrogenase, MDH)催化下反应生成苹果酸,同时将 NADH 氧化成 NAD^+,在 340 nm 处吸光度的降低与样品中 HCO_3^- 含量成正比。

拓展知识 3-17

【检测影响因素及注意事项】

1. 受方法学限制的影响因素 ①酶法又分为速率法与终点法。酶法的试剂组成中含有 PEPC、MDH 及辅酶(NADH),这些酶不稳定,检测过程中试剂易与空气中的 CO_2 发生反应,试剂空白吸光度处于不断变化中。因此建议选用速率法,通过测定单位时间内酶反应底物浓度的下降来求得样本的浓度,可以消除空白吸光度的影响,避免终点法需要经常定标的缺陷,提高了检测系统的准确性和精密度。②草氨酸钠可清除内源性丙酮酸和乳酸的干扰。③本方法的线性范围 0～50 mmol/L,超过此范围需用蒸馏水稀释 3 倍后测定。

2. 干扰 三酰甘油<1 g/L,干扰<5%;血红蛋白<5 g/L,干扰<10%;胆红素<0.4 g/L,干扰<5%。严重脂血、溶血和黄疸标本应做标本空白管。

3. 实验检测注意事项 ①在准备试剂和采集标本时,应严格做好密封工作,尽量避免暴露在空气中,以免与空气中的 CO_2 发生反应,尽可能减少干扰。②试剂中含有叠氮钠作保存剂,避免接触皮肤和黏膜。③运送和检测时标本不能剧烈振摇,否则血中不稳定的 HCO_3^- 将转换成 CO_2 释放,影响检测结果。④试剂出现混浊或试剂空白吸光度小于 1.0 时都不能使用。

【实验准备】

1. 标本准备 新鲜无溶血的血清或肝素化血浆样本。草酸盐、枸橼酸盐和 EDTA 等抗凝剂均不适用,只能用肝素抗凝。2 h 内迅速将血清或血浆与细胞分离,以减少溶血。用抗凝血有利于及时分离血浆,满足急诊需求。与细胞分离后,在 2～8℃下储藏,并避免暴露于空气,HCO_3^- 在血清中可稳定几个小时。

2. 试剂准备 某公司液体单试剂盒,基本活性成分见表 3-13。

表 3-13 酶法测定 HCO_3^- 的试剂组成

活性成分	最终浓度	活性成分	最终浓度
苹果酸脱氢酶(MDH)	>2000 U/L	磷酸烯醇式丙酮酸(PEP)	8.2 mmol/L
磷酸烯醇式丙酮酸羧化酶(PEPC)	>572 U/L	镁(Mg^{2+})	2.8 mmol/L
辅酶 NADH	1.6 mmol/L	草氨酸钠和防腐剂	

试剂的保存和使用详见试剂盒说明书。

3. HCO_3^- 标准液　30 mmol/L。

4. 仪器准备　具有恒温装置的分光光度计或普通分光光度计、水浴箱。

【实验操作步骤】

取试管 3 支，标明测定、标准和空白管，然后按表 3－14 所示剂量加入各物质。

表 3－14　酶法测定 HCO_3^- 所加试剂量

加入物(mL)	测定管(T)	标准管(S)	空白管(B)
酶试剂	3.0	3.0	—
标准液	—	0.03	—
血清	0.03	—	0.03
蒸馏水	—	—	3.0

混匀，延迟 10 s 后，在 340 nm 波长处，以空白管调零，读取吸光度 A_1，在 37℃水浴 8 min 后读取吸光度 A_2。

【实验结果与处理建议】

1. 实验数据换算：$\Delta A=A_2-A_1$

$$HCO_3^- \text{ 浓度(mmol/L)}=\frac{\Delta A_T}{\Delta A_S}\times \text{标准液浓度}$$

2. 参考区间　成人：21～31 mmol/L；新生儿：17～24 mmol/L；婴儿：19～24 mmol/L；2 个月～2 岁：16～24 mmol/L。

3. 异常值常见情况

(1) 升高：①HCO_3^- 潴留，代谢性碱中毒，如剧烈呕吐胃酸丢失，碱性药物或髓襻利尿剂使用过多。呼吸性酸中毒如窒息、慢性阻塞性肺疾病、甲状旁腺功能减低等。②H^+ 细胞内转移：低钾血症、继发性甲状旁腺功能亢进症。③细胞外液减少：失水、使用利尿剂等。

(2) 降低：①HCO_3^- 消耗，代谢性酸中毒，如尿毒症、酮症酸中毒、休克、肾小管性酸中毒等；分解代谢亢进，如饥饿、营养不良；药物如碳酸酐酶抑制剂、泻剂、氯化铵等；呼吸性碱中毒，如换气过度综合征、机械通气过度等。②H^+ 细胞外转移：见于高钾血症、横纹肌溶解症、化疗致肿瘤细胞溶解等。③细胞外液增多：生理盐水输入等致稀释性酸中毒。

（曾小莉　王会岩）

实验二十二　过氧化物酶指示系统测定代谢物

一、酶偶联终点法测定血清 HDL 及其亚类胆固醇

【实验项目背景】

血清中胆固醇包括游离胆固醇和胆固醇酯，在低密度脂蛋白（LDL）中最多，其次是高密度脂蛋白（HDL）和极低密度脂蛋白（VLDL），在乳糜颗粒（CM）中最少。体内胆固醇主要在肝合成，以 HDL 形式从周围组织运回肝。因此，HDL 是抗动脉粥样硬化的因素，血清 HDL 胆固醇

(HDL－C)的测定用于心血管疾病危险性预测分析。HDL 有三个亚类：HDL_1、HDL_2 和 HDL_3。HDL_1 仅在高胆固醇饮食时才会出现，HDL_2 含量相对稳定，HDL_3 在各种疾病中变化较大。HDL_2 胆固醇(HDL_2－C)降低见于动脉粥样硬化、糖尿病等，其下降比率大于 HDL－C。因此，HDL_2－C 降低亦可作为心血管疾病的危险指标。

HDL 亚类分离方法主要有：超速离心法、聚丙烯酰胺凝胶电泳法和多价阴离子分级沉淀法。其中多价阴离子分级沉淀法具有快速、经济、简便、实用的优点，是目前临床实验室最常用的方法。常用的沉淀剂有硫酸葡聚糖-镁(dextran sulfate－Mg^{2+}，DS－Mg^{2+})、聚乙二醇(polyethylene glycol，PEG)。血清总胆固醇测定的参考系统最完整，其决定性方法为同位素稀释-质谱法；参考方法为正己烷抽提 L－B 反应显色法(ALBK 法)；常规方法为酶法。目前国内外均推荐临床实验室采用胆固醇氧化酶法。国内外生产的试剂盒都采用此法。

本实验中应用 PEG20000 分离 HDL 亚类，胆固醇氧化酶偶联终点法测定亚类胆固醇含量。其目的是掌握实验的基本原理和 HDL 及其亚类胆固醇测定的临床意义。熟悉 Trinder 反应在临床生化检验中的应用。了解各类沉淀分离剂的优缺点。

【检测方法原理】

10% PEG20000 在 pH 6.5 的条件下可将含有 ApoB 的脂蛋白〔包括 VLDL、LDL 和 LP(a)〕沉淀，离心后的上清液中仅含有 HDL。HDL 是一组颗粒大小及组成不均一的脂蛋白，主要包括 HDL_2 和 HDL_3 亚组分(HDL_1 含量很少)。在 pH 7.5 的条件下，适量增加 PEG20000 的浓度(19%)可使血清中的 HDL_2 与含有 ApoB 的脂蛋白一同沉淀，离心后的上清液中仅含有 HDL_3。

血清 HDL 及其亚类中胆固醇(cholesterol)采用胆固醇氧化酶偶联终点法。胆固醇包括游离胆固醇(free cholesterol，FC)和胆固醇酯(cholesterol ester，CE)两部分。CE 可被胆固醇酯酶(cholesterol esterase，ChE)水解为 FC 和游离脂肪酸(FFA)，胆固醇再经胆固醇氧化酶(cholesterol oxidase，COD)氧化成 Δ^4－胆甾烯酮和过氧化氢(H_2O_2)，H_2O_2 在 4－氨基安替比林和酚存在时，经过氧化物酶(peroxidase，POD)催化，反应生成苯醌亚胺色素(benzoquinone-imine dye，Q－I dye)的红色醌类化合物，即 Trinder 反应。其颜色深浅与上清液中胆固醇含量呈线性关系。

拓展知识 3－18

【检测影响因素及注意事项】

1. 测定上限　本方法胆固醇测定线性范围≤19.38 mmol/L(750 mg/dL)，如果超过范围，以生理盐水稀释后再测定。

2. 干扰　在终点法中，血红蛋白高于 2 g/L 时引起正干扰；胆红素高于 0.1 g/L 时有明显负干扰；血中维生素 C 与甲基多巴浓度高于治疗水平时，会使结果降低。但是在速率法中，上述干扰物质影响较小。

3. 实验检测注意事项　①沉淀后的上清液应清澈，血清严重浑浊时可导致 LDL 和 VLDL 沉淀不完全，此时可将血清以生理盐水作 1∶1 稀释后再行沉淀。②离心过程中产生的高热可使沉淀不完全，最好用低温离心机，且离心后应立即吸取上清液并在 4 h 内完成胆固醇测定，否则会使 HDL 及其亚类中胆固醇的结果偏高。③PEG 的黏度较大，吸取试剂时应用吸水纸擦净吸管外壁并缓慢放入试管中。

【实验准备】

1. 标本准备　最佳采样条件是固定膳食和稳定体重 3 周，最好停用影响脂代谢的药物如皮质类固醇激素，口服避孕药、调脂药、某些降压药数天或数周。血脂水平有季节性变动，应在每年同一季节检查血脂。在采血前 24 h 内不做剧烈运动，空腹 12～14 h，禁食不禁水。站立可使血脂水平升高，采血前至少静坐 5 min，采血时取坐位。早晨取静脉血不抗凝，避免溶血，一般与总胆固醇(TC)、LDL－C、三酰甘油(TG)同时测定。止血带使用不可超过 1 min，静脉阻滞 5 min 可使 TC 增高 10％～15％。在 2 h 内分离血清后及时测定，在 4～25℃可稳定 1 周，－20℃可稳定 4 个月，避免反复冻融。融化标本测定时，将标本恢复至室内温度(20～25℃)后再进行测定。

2. 试剂准备

(1) 10％PEG20000 溶液(HDL 分离剂)：称取 PEG20000 10 g，溶于磷酸盐缓冲液(0.1 mol/L pH 6.5)中并稀释至 100 mL，调节 pH 至 6.50±0.05。

(2) 19％PEG20000 溶液(HDL_3 分离剂)：称取 PEG20000 19 g，溶于磷酸盐缓冲液(0.1 mol/L pH 7.5)中并稀释至 100 mL，调节 pH 至 7.50±0.05。

(3) 胆固醇液体酶试剂：酶混合试剂的组成成分与浓度见表 3－15。

表 3－15　酶法测定胆固醇的试剂组成

组成成分	浓度	组成成分	浓度
GOOD's 缓冲液	50 mmol/L(pH 6.7)	过氧化物酶(POD)	≥3 000 U/L
胆固醇酯酶(ChE)	≥200 U/L	4－氨基安替比林(4－AA)	0.3 mmol/L
胆固醇氧化酶(COD)	≥100 U/L	苯酚	5 mmol/L

试剂的保存和使用详见试剂盒说明书。

3. 5.17 mmol/L(200 mg/dl)胆固醇标准液：精确称取胆固醇 200 mg，用异丙醇配成 100 mL 溶液，分装后，4℃保存，临用取出。也可用定值的参考血清作标准。

4. 仪器准备：具有恒温装置的分光光度计或普通分光光度计、水浴箱、离心机。

【实验操作步骤】

1. PEG 分离血清 HDL 及其亚类　取试管两支，分别标明 HDL、HDL_3，各加待测血清 0.2 mL，相应的分离剂 0.4 mL 缓慢加入，充分混匀，静置 10 min，5 000 r/min 离心 15 min，分别吸取上清液 0.3 mL 用于测定 HDL 及其亚类中的胆固醇含量。

2. 血清 HDL 及其亚类胆固醇测定　取试管 4 支，标明 HDL－C 测定、HDL_3－C 测定、标准和空白管，然后按表 3－16 所示剂量加入各物质。

表 3－16　酶法测定 HDL 及其亚类中胆固醇所加试剂量

加入物(mL)	HDL－C 测定管	HDL_3－C 测定管	标准管(S)	空白管(B)
酶混合试剂	2.0	2.0	2.0	2.0
胆固醇标准液	—	—	0.06	—
生理盐水	—	—	0.24	0.3
HDL 管上清液	0.3	—	—	—
HDL_3 管上清液	—	0.3	—	—

以上各管充分混匀，在 37℃水浴 10 min，用空白管调零，在 500 nm 波长处读取各管吸光度。

【实验结果与处理建议】

1. 实验数据换算

$$HDL-C(mmol/L)=\frac{A_{HDL-C}}{A_T}\times\frac{标准液浓度}{5(标准液稀释倍数)}$$

$$HDL_3-C(mmol/L)=\frac{A_{HDL3-C}}{A_T}\times\frac{标准液浓度}{5(标准液稀释倍数)}$$

$$HDL_2-C(mmol/L)=HDL-C-(HDL_3-C)$$

2. 参考区间

HDL-C:男(1.28±0.33)mmol/L;女(1.37±0.33)mmol/L。

HDL_2-C:男(0.53±0.19)mmol/L;女(0.47±0.22)mmol/L。

HDL_3-C:男(0.75±0.17)mmol/L;女(0.75±0.16)mmol/L。

HDL_2-C约占HDL-C的40%,HDL_3-C约占60%。

3. 异常值常见情况

(1) 心血管疾病的发病率与血清HDL-C水平呈负相关:目前认为,HDL-C低于0.9 mmol/L是心血管疾病的危险因素,在预测心血管疾病的危险因素中,HDL-C下降比TC和TG升高更有意义。HDL-C下降多见于脑血管疾病、冠心病、糖尿病、肝炎、肝硬化等。此外,高TG血症、肥胖者、吸烟者亦常伴有低HDL-C血症。适量饮酒和长期体力劳动者可见升高,HDL-C含量过高(超过2.6 mmol/L)也属于病理状态,通常被定义为高HDL血症。

(2) HDL_2-C亚类与心血管疾病的相关程度比HDL-C更密切:因此,HDL_2-C降低亦可作为心血管疾病的危险指标。

二、肌氨酸氧化酶法测定血清肌酐

【实验项目背景】

肌酐是肌肉和脑组织磷酸肌酸的能量代谢产物,或肌酸直接脱水生成;由肾清除,肾小管几乎不重吸收。血清肌酐用于肾小球滤过功能的评价,是反映肾小球滤过率(GFR)的较好指标。

血清肌酐的测定方法主要有三大类:化学法、酶法和高效液相色谱法。大多数化学法是根据1886年Jaffe建立的碱性苦味酸显色反应(Jaffe反应)。Jaffe反应并非仅对肌酐特异,还有许多化合物可生成Jaffe样色原,如蛋白质、葡萄糖、抗坏血酸、丙酮、乙酰乙酸、丙酮酸、胍和头孢菌素类抗生素等。这些能对肌酐测定造成干扰的非肌酐物质通常称为假肌酐。该法包括去蛋白苦味酸终点法和苦味酸速率法。酶学方法虽然成本较高,但方法特异性高,结果准确,适用于各种自动分析仪,亦可用于干化学方法或电化学方法。高效液相色谱法特异性高,准确性好,一般作为参考方法。目前,碱性苦味酸比色法和肌氨酸氧化酶法是临床实验室测定血清肌酐的常规方法。

【检测方法原理】

肌酐(creatinine,Cr)在肌酐酶的催化下水解生成肌酸(creatine, CRN),再经肌酸酶催化水解生成甲基甘氨酸(CH_3-Gly)即肌氨酸(sarcosine)和尿素(urea)。肌氨酸被肌氨酸氧化酶氧化生成甘氨酸(Gly)、甲醛(HCHO)和过氧化氢(H_2O_2),经过氧化物酶(peroxidase, POD)催化

H_2O_2 与 4-氨基安替比林和 2,4,6-三碘-3-羟基苯甲酸(HTIB)反应生成醌亚胺色素的红色醌类化合物,即 Trinder 反应。其颜色深浅与肌酐含量呈线性关系。

拓展知识 3-19

【检测影响因素及注意事项】

1. 方法特点　酶法测定肌酐是解决肌酐测定中非特异性干扰的根本途径。利用自动分析中双试剂的特点,在第一试剂中加入了肌酸酶,二步反应可以有效地消除内源性肌酸的干扰。

2. 影响因素　病人既往病史、饮食、用药等影响:①胆红素<0.4 g/L,血红蛋白<5 g/L,抗坏血酸<0.2 g/L 对测定值无影响。②Trinder 反应受胆红素和维生素 C 的干扰,可在试剂中加入亚铁氰化钾和抗坏血酸氧化酶消除。③测定高免疫球蛋白标本时,加入第一试剂后,有时会产生混浊,出现异常值。

3. 实验注意事项　①如果试剂混浊,或在 546 nm 波长下以蒸馏水为空白,试剂吸光度大于 0.2 时,请勿使用。②操作时避免日光直射。③试剂中含有 Proclin300 作防腐剂。不要吞入,避免接触皮肤和黏膜。误入眼、口中或沾染到皮肤上需要立即用清水彻底冲洗,必要时到医院就诊。

【实验准备】

1. 标本准备　新鲜无溶血的血清或血浆样本。迅速将血清或血浆与细胞分离,以减少溶血。用肝素或 EDTA 抗凝有利于及时分离血浆,满足急诊需求。血清(浆)室温(20～25℃)放置可稳定 24 h,在 2～10℃可稳定 1 周,−20℃可稳定 4 个月,避免反复冻融。融化标本测定时,将标本恢复至室内温度(20～25℃)后再进行测定。

2. 试剂准备　肌氨酸氧化酶法测定肌酐,多用液体酶双试剂盒,试剂的组成成分与浓度见表 3-17。

表 3-17　酶法测定肌酐的试剂组成

组成成分	浓度
试剂 1	
N-三羟甲基代甲基-3-氨基丙磺酸缓冲液	30 mmol/L(pH 8.1)
肌酸酶(微生物)	≥20 kU/L
肌氨酸氧化酶(微生物)	≥8 kU/L
抗坏血酸氧化酶(微生物)	≥2 kU/L
2,4,6-三碘-3-羟基苯甲酸(HTIB)	5.9 mmol/L
试剂 2	
N-三羟甲基代甲基-3-氨基丙磺酸缓冲液	50 mmol/L(pH 8.0)
肌酐酶(微生物)	≥30 kU/L
过氧化物酶(POD)	≥1 kU/L
4-氨基安替比林(4-AA)	2.0 mmol/L
亚铁氰化钾	163 μmol/L

试剂的保存和使用详见试剂盒说明书。

3. 265 μmol/L 肌酐标准液　也可用定值的参考血清作标准。

4. 仪器准备　具有恒温装置的分光光度计或普通分光光度计、水浴箱。

【实验操作步骤】

取试管 3 支，标明测定、标准和空白管，然后按表 3－18 所示剂量加入各物质。

表 3－18 酶法测定肌酐所加试剂量

加入物(mL)	测定管(T)	标准管(S)	空白管(B)
试剂 1	2.0	2.0	2.0
标准液或定值血清	—	0.05	—
血清	0.05	—	—
蒸馏水	—	—	0.05
以上各管充分混匀，在 37℃保温 5 min，以蒸馏水调零，在 546 nm 波长处读取各管吸光度，分别记为 $A_{测定1}$、$A_{标准1}$、$A_{空白1}$			
试剂 2(mL)	1.0	1.0	1.0

混匀，在 37℃保温 5 min，以蒸馏水调零，在 546 nm 波长处读取各管吸光度，分别记为 $A_{测定2}$、$A_{标准2}$、$A_{空白2}$。

【实验结果与处理建议】

1. 实验数据换算

$$肌酐浓度(\mu mol/L)=\frac{[A_{测定2}-A_{测定1}\times K]-[A_{空白2}-A_{空白1}\times K]}{[A_{标准2}-A_{标准1}\times K]-[A_{空白2}-A_{空白1}\times K]}\times 标准液浓度$$

$$K=\frac{标本体积+试剂1体积}{反应液总体积}=\frac{2\ 050\ \mu L}{3\ 050\ \mu L}=0.672$$

2. 参考区间　成年男性：59～104 μmol/L；成年女性：45～84 μmol/L。苦味酸法较酶法约增高 8.84～17.7 μmol/L。

3. 异常值常见情况　肌酐水平受年龄、性别、体重、肌肉量影响，50 岁后由于肾功能生理性衰退该值增加 8.84～17.7 μmol/L。日内生理性波动约 10%，15—19 时最高，肾功能评价推荐上午采血。进食肉类食物血浓度改变不大，尿肌酐排泄量增加。溶血对苦味酸法有一定影响，对酶法无影响。

(1) 升高：①GFR 降低或肾血流量减少：急性肾小球肾炎、慢性肾炎代偿期、急性(慢性)肾功能不全；充血性心力衰竭、休克、灼伤、各种原因的失水。②肌肉量增大：肢端肥大症、巨人症、健美运动员、使用同化激素者。

(2) 降低：①清除增多：见于尿崩症、妊娠。②产生减少：肌肉萎缩、肌营养不良、蛋白质热能营养不良、恶病质；多肌炎和皮肌炎(血肌酐减低，肌酸增高和排泄增多)；甲状腺功能亢进症、肝功能障碍(合成减少)；失用性肌萎缩症：长期卧床、老年人、肌肉活动减少。

(曾小莉)

实验二十三　酶循环法测定血清总胆汁酸

【实验项目背景】

总胆汁酸(total bile acid，TBA)是机体内胆固醇代谢的主要终产物。肝细胞和胆道与胆汁酸的生物合成、摄取加工转化和排泄都有密切关系，能反映肝实质损伤和胆道病变。急性肝炎、慢性活动性肝炎、胆道阻塞、肝硬化、肝癌 TBA 水平明显升高。与丙氨酸氨基转移酶(ALT)比较，急性肝炎、慢性活动性肝炎这两项都较敏感。但肝硬化、肝癌这两项结果差异明显：TBA 阳性率高达 95%，而 ALT 阳性率仅为 20%。因此，血清 TBA 是反映肝实质慢性损伤和胆汁淤积的一个灵敏指标，用于肝胆疾病的筛查和预后评估随访。

血清 TBA 测定有层析法、放免法和酶法等。酶法又可分为酶荧光法、酶比色法和酶循环法。其中酶比色法适合于自动生物化学分析仪检测，也可进行手工分析。近年来发展起来的酶循环法因灵敏度高、特异性好，已经得到广泛应用，主要适合于自动生物化学分析仪检测。由于层析法、放免法、酶荧光法都需要特殊的仪器设备，不适合于临床应用。因此，目前酶比色法和酶循环法是临床实验室常规使用的方法。

【检测方法原理】

胆汁酸被 3α-羟类固醇脱氢酶(3α-HSD)及 β-硫代烟酰胺腺嘌呤二核苷酸氧化型(Thio-NAD)特异性氧化，生成 3-酮类固醇及 β-硫代烟酰胺腺嘌呤二核苷酸还原型(Thio-NADH)，而生成的 3-酮类固醇在 3α-HSD 及 β-烟酰胺腺嘌呤二核苷酸还原型(NADH)作用下，生成胆汁酸及 β-烟酰胺腺嘌呤二核苷酸氧化型(NAD)。这样，血清中微量的胆汁酸在多次酶循环过程中被放大，在一定的反应时间内，酶循环产生的 Thio-NADH 与血清中胆汁酸浓度呈正比，在 405 nm 处测定 Thio-NADH 吸光度变化值，与标准液比较，可计算出胆汁酸含量。

拓展知识 3-20

【检测影响因素及注意事项】

1. 受方法学限制的影响因素　①酶循环法是一种通过脱氢酶-辅酶体系来循环底物的方法。因此要求：脱氢酶对 Thio-NAD 和 NADH 都应有高亲和力；反应体系的 pH 和缓冲液应允许正反(底物氧化)和逆反应(底物还原)都能进行；并且 Thio-NAD 和 NADH 浓度比例合适。这样，循环速率相当快(约 100 次/min)，在一定的反应时间内，通过胆汁酸的重复反应来增加 Thio-NADH 的生成量，提高反应灵敏度。②脂肪酶、胆固醇和三酰甘油测定试剂中均有胆酸盐，自动分析仪检测时会引起携带污染，注意对试剂针、样品针和反应杯进行补充清洗。

2. 影响因素　病人既往病史、饮食、用药等影响：①胆红素＜850 μmol/L，血红蛋白＜5 g/L，抗坏血酸＜2.84 mmol/L，乳酸＜24 mmol/L，乳酸脱氢酶＜1 000 U/L 时，偏差均＜±5%，几乎不存在内源性干扰。②血清中胆汁酸浓度在餐后会升高，应注意采血时间，严格早晨空腹采血。

3. 实验检测注意事项　①如果试剂混浊，或在 405 nm 波长下以蒸馏水为空白，试剂吸光度大于 0.7 时，请勿使用。②试剂与样本的用量可根据需要恒比改变。试剂应密闭避光保存。③试剂中含有 0.1%叠氮钠，不要吞入，避免接触皮肤和黏膜。误入眼、口中或沾染到皮肤上请立即用清水彻底冲洗，必要时到医院就诊。

【实验准备】

1. 标本准备　新鲜的空腹血清或血浆(肝素或 EDTA 抗凝)样本。迅速将血清或血浆与细胞分离，以减少溶血。血清(浆)室温(20～25℃)放置可稳定 8 h，在 2～8℃可稳定 1 周，－20℃

冷冻可稳定3个月，避免反复冻融。融化标本测定时，将标本恢复至室内温度(20～25℃)后再进行测定。

2. 试剂准备 酶循环法测定总胆汁酸，多用液体酶双试剂盒，试剂的组成成分与浓度见表3-19。

表3-19 酶循环法测定胆汁酸的试剂组成

组成成分	浓度
试剂1	
Good's缓冲液	200 mmol/L(pH 4.0)
β-硫代烟酰胺腺嘌呤二核苷酸氧化型(Thio-NAD)	2.0 mmol/L
试剂2	
Good's缓冲液	200 mmol/L(pH 9.3)
3α-羟类固醇脱氢酶(3α-HSD)	15 kU/L
β-烟酰胺腺嘌呤二核苷酸还原型(NADH)	3.0 mmol/L

试剂的保存和使用详见试剂盒说明书。

3. 50 μmol/L胆汁酸标准液 24.38 mg甘氨胆酸溶于1 000 mL(经透析的)混合血清中。也可用定值的参考血清作标准。

4. 仪器准备 具有恒温装置的分光光度计或普通分光光度计、水浴箱。

【实验操作步骤】

取试管3支，标明测定、标准和空白管，然后按表3-20所示剂量加入各物质。

表3-20 酶循环法测定胆汁酸所加试剂量

加入物(mL)	测定管(T)	标准管(S)	空白管(B)
试剂1	0.72	0.72	0.72
标准液或定值血清	—	0.01	—
血清	0.01	—	—
蒸馏水	—	—	0.01
以上各管充分混匀，在37℃保温5 min			
试剂2	0.24	0.24	0.24

混匀，在37℃保温1 min，以空白管调零，在405 nm波长处读取各管初始吸光度A_1，在37℃水浴4 min后读取吸光度A_2。

【实验结果与处理建议】

1. 实验数据换算 $\Delta A=A_2-A_1$

$$\text{TBA}(\mu\text{mol/L})=\frac{\Delta A_T}{\Delta A_S}\times\text{标准液浓度}$$

2. 参考区间 成年空腹血清：0～10 μmol/L。

3. 异常值常见情况

(1) 升高：①急性病毒性肝炎、坏死后肝硬化失代偿期、肝细胞癌、胆汁淤积性细胆管炎，敏感性在 95%以上。②慢性活动性肝炎、转移性肝癌、酒精性肝炎、原发性胆汁性肝硬化、肝内外阻塞性黄疸，阳性率约 30%～50%。③部分体质性黄疸也可见升高。

（2）其他应用：①急性肝炎与氨基转移酶同时升高，胆汁淤积性病变与胆红素同时升高且较胆红素敏感。②与吲哚氰绿（ICG）排泄试验 15 min 排泄值呈良好相关，反映肝血流减少，预测潜在性肝硬化有意义。③30 μmol/L 应怀疑肝硬化且预后多不良。④对黄疸鉴别诊断意义不大，但 Gilbert 病间接胆红素升高，胆汁酸不升高。

（曾小莉）

第四章 临床生物化学检验设计创新性实验

为了培养学生主动学习和创新思维的能力，本章教学内容以设计创新性实验为主，要求学生在教师的指导下，根据给定的实验目的和实验条件，由学生搜集资料、自行设计实验方案，选择实验方法与器材进行实验研究，并对实验结果做出综合分析与处理。

实验二十四 临床特定标本对血清肌酐测定的干扰评价

【研究背景】

所谓临床特定标本是指临床生化检验中最常见的溶血、黄疸及脂血标本。这种特定标本对检测结果的干扰，常被认为是检测总分析误差三个主要来源之一。干扰（interference）是被测物浓度因标本特性或其他成分的影响而出现的临床检验结果显著性偏差——偏高（正干扰）或偏低（负干扰）。干扰物（interfering substance）不是被测物，是对测量结果有影响的物质。因生理或病理原因在标本中出现的可干扰物质，如胆红素、血红蛋白、血脂等为内源性干扰物（endogenous interferent）。标本中来自于体外的可干扰物质，如药物及其代谢物、防腐剂等为外源性干扰物（exogenous interferent）。干扰物的干扰效果（interference effect）是标本特异性偏差。对于个体病人，干扰物的干扰效果可随标本中干扰物浓度的不同而发生变化，常可被误认为是病人病情的改变。

目前认为，干扰物对分析过程的影响机制有以下几种：化学效应、物理效应、基质效应、酶抑制作用、检测方法的非特异性、水的取代效应等。溶血、黄疸及脂血是临床生化检验中最常见的内源性干扰因素，被称为临床特殊标本。溶血主要通过以下三个方面干扰检验结果：一是血细胞高浓度成分的逸出，使血清中分析物的浓度增加；二是血红蛋白（Hb）对分光光度测定法中吸光度的干扰；三是某些细胞成分对化学反应的干扰。胆红素则在 400～540 nm 波长处有光吸收，遇到氧化剂后被氧化为胆绿素、胆褐素，因其本身的吸光度及转变过程中吸光度的变化而干扰生化项目检测的准确性。脂血主要是由于乳糜微粒增多引起，因后者具有散射光的特性，对比色法和比浊法均可产生严重的干扰。

含有内源性或外源性干扰物质的标本在临床生化检验工作中很难避免，这需要每一个检验人员、试剂生产厂商和实验室方法的研发者都应弄清其实验方法的分析特性以及干扰物质给患者标本检测带来的影响，并在发现干扰后可以通过一些方法进行补偿或修正干扰物的干扰效果，使已知干扰物对检测结果的影响减小。例如常见的内源性干扰物如胆红素、血红蛋白、脂类等，可通过样品前处理、样品空白、血清基质校准或数学修正等方法减少干扰效果。这是进行干扰评价实验的最终目的。

血肌酐(creatinine,Cr)是最常用的评价肾小球滤过功能的指标之一，目前临床实验室血清肌酐的检测主要采用碱性苦味酸比色学法(Jaffe 法)和肌氨酸氧化酶偶联法，在国内实验室采用前者为多，其原理是肌酐同碱性苦味酸反应形成一种红色复合物，在 510 nm 处有吸收峰。但血液中的其他假肌酐物质也可与碱性苦味酸反应成色，但反应速率比肌酐快(<20 s)或慢(>80 s)，因此可以根据测定一定时间(30～80 s)内血清标本和校准液吸光度的增加量之比计算出血清肌酐的含量。以下依照美国临床实验室标准化协会 EP7 - A2〔《临床化学干扰试验——批准指南》(第 2 版)〕规范进行实验设计，对溶血、黄疸、脂血三种因素干扰血清肌酐 Jaffe 法测定的效果进行评价。

【研究目的】

通过实验研究掌握利用 EP7 - A2 评价干扰效应的方法；熟悉构建临床特殊标本，即溶血标本、黄疸标本、脂血标本这些血液中最常见的内源干扰物的干扰模型；了解其干扰物干扰测定的应对措施。

【实验设计方案】

为了保证客观性，在评价实验前必须先确定干扰实验的可接受标准，同时要考虑统计学意义和临床意义两者之间的差别，建立标准时两者都很重要。EP7 - A2 中“配对差异”和“剂量效应”方案是用来评价检测系统或分析方法对干扰敏感性的两种基本方法，但每一种都有内在局限性，建议一起使用以相互补充。

拓展知识 4 - 1

(一) 配对差异实验方案

该方案主要用来对可能的干扰物作初步筛选。首先准备一组新鲜基础样品，每个样本分两份，把潜在的干扰物(血红蛋白、胆红素或脂肪乳)添加到一份中，使之成为干扰实验样品，另外一份加等量用于配制干扰物原液的溶剂为干扰对照样品。在同一批分别检测两组样品中的肌酐浓度，比较两组数据间有无偏倚。干扰实验样品中的干扰物浓度应具临床决定水平，根据分析物情况应做几个临床决定水平处的实验。

1. 实验准备

(1) 确定合适的分析浓度

(2) 建立有临床意义差别的标准(d_{max})

(3) 确定每个样品所需的重测次数：每个标本的重测次数依赖于三个因素：①有临床意义的最小偏倚；②批内精密度；③统计学要求的检验水准。测试标本和对照标本量要据此准备充足。

(4) 准备基础标本：从没有进行药物治疗的健康人群中采集适当类型(血液或尿液等)的新鲜标本。如无法得到新鲜标本，也可用合适的冰冻或冻干标本代替。测定基础标本中分析物的浓度并用合适的纯物质调整分析物浓度到合适水平(医学决定水平)，应避免加入分析物时引入其他干扰物质。

(5) 准备干扰物贮存液：一般干扰物质的纯品多为固体，需要用适当的溶剂将其溶解，制成干扰物储存液。贮存液要按≤5%比例与基础样品混合制备实验样品，以减少对基础样品基质的稀释，所以制备干扰物储存液浓度应至少 20 倍于“实验浓度”。“实验浓度”可参照 EP7 - A2 文件的附录C《推荐的常用内源性干扰物测试浓度》要求。

(6) 准备测试标本:按≤5%比例在基础标本中添加干扰物储存液作为测试标本。

(7) 准备对照标本:按测试标本相同比例在基础标本中添加干扰物储存液的溶剂作为对照标本。

2. 测定与分析

(1) 测定顺序:按照交互次序测定实验样品与对照样品,为减少检测系统存在的携带污染,可在检测过程中加测对照样品,加测对照结果舍弃,不参加实验数据分析。

(2) 测定并记录检测结果

(3) 数据分析:计算测试标本均值和对照标本均值之间的差值 d_{obs} 和假设检验可被接受的临界值 d_c,根据 d_{obs} 和 d_c 的关系得出某种物质引起的干扰是否小于 d_{max}。

(二) 剂量效应实验方案

对于经干扰筛查实验证明对实验方法有明显干扰作用的可能干扰物,需使用"剂量效应"实验方案对其在不同浓度下对测定结果的干扰效应进行评价,用来确定干扰物浓度和干扰效应之间的关系。实验方法为准备一高干扰物浓度实验样品和一个低干扰物浓度实验样品,将两样品按照一定比例混合,可得到干扰物浓度介于高低两样品之间的一系列实验样品,测定得到实验结果后,将干扰物浓度与实验结果间进行线性或非线性回归分析,可以通过回归方程估计不同浓度干扰物对实验方法的干扰度。

1. 实验准备

(1) 确定最高浓度和最低浓度。

(2) 确定有临床意义的偏倚:如果曾做过"配对差异"实验,这一步可忽略。

(3) 确定在每个浓度水平的重测次数:通常为3次。

(4) 准备基础标本和干扰物贮存液:制备方法同"配对差异"实验方案。

(5) 准备高浓度标本:用基础标本稀释贮存液,制备成所需的浓度。

(6) 准备低浓度标本:准备一组低的含平均浓度干扰物的临床标本,在大多数情况下,治疗药物、血红蛋白或胆红素可以忽略不计,低浓度标本的制备可参照对照标本的制备方法。

(7) 准备测试标本:制备一系列包含中间浓度的干扰测试标本,以高浓度标本和低浓度标本按一定比例混合而成,通常五个浓度足够确定一个线性的剂量效应关系。参见图4-1"剂量效应"干扰实验标本准备。

(8) 准备足够标本量:按照第三步重复测定次数的多少准备足够实验用的标本量。

2. 测定与分析

(1) 检测顺序:在同一分析批内测定5个标本。为了平均系统漂移影响,第1组按照升序测定,第2组按降序,第3组按照升序等。另一种是可以最小化漂移效应的方法,按照随机的顺序检测所有标本,顺序安排按照随机数字发生器或者随机数字表进行。

(2) 结果计算:计算低浓度标本的平均值,从其他各组结果中减去该低浓度标本的平均值,然后把最终结果填入表格中进行数据分析。

(3) 数据分析:将结果点在干扰物浓度-干扰效应曲线上,Y 轴为获得的干扰效应,X 轴为干扰物浓度,观察剂量效应图形,判断分析干扰是线性效应还是非线性效应。

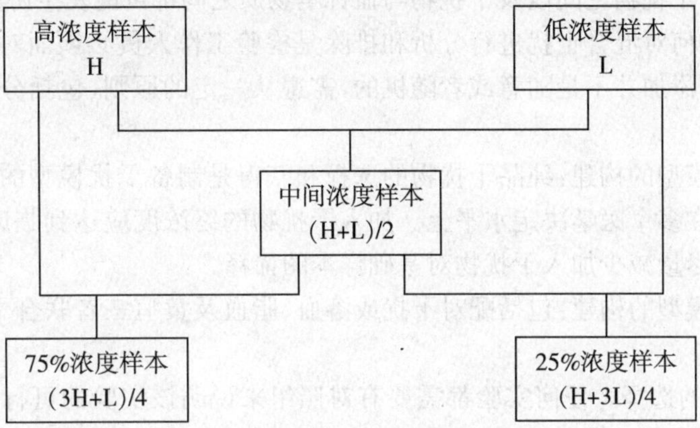

图 4-1　"剂量效应"干扰实验标本准备

（三）用病人标本作偏倚分析实验方案

"配对差异"与"剂量效应"实验方案联合使用评价干扰有一定的局限性，如加入的干扰物不一定是真实标本中的干扰物，加入物与基础标本中其他物质结合引入不确定因素等。为减少这些情况的发生，选用两组真实患者标本（含干扰物的测试组与不含干扰物的对照组）评价参考方法（或比较方法）与常规方法间的差异大小，是判断有无干扰及干扰程度的另一种方法。

1. 比较方法　选择对干扰物有低敏感性及良好特异性的比较方法来确定"真值"。最好用参考方法来达到此目的。如果没有合适的参考方法，也可用其他合适的比较方法，如具有较好的精密度和特异性、最好是检测原理不同的方法。如果比较方法缺乏足够的特异性，将影响最后结论的判断。

2. 实验材料准备　测试标本应从有关联的病人人群中选择，它们已知包括一种或者更多的潜在干扰物（如治疗药物），或者从诊断具有特定病情或疾病的患者中选择。对照标本必须与测试标本的分析物浓度具有相同的范围，而且不包含已知的干扰物。获取的对照标本可以是以下几种：①没有使用目标药物的病人标本。②潜在干扰物在正常浓度范围内的标本。③分析物分布状态与测试标本相似的标本。来自对照组的标本必须包括在每一分析批内。

3. 实验程序　需要方法学比较实验，操作可以参考 EP9-A2《用病人标本进行方法学比对和偏倚评估》文件和 EP14-A2《基质效应的评价实验》文件。实验程序如下：①挑选测试组和对照组标本。②选择合适的参考方法或者特异性好的比较方法。③在尽可能短的时间内（通常 2 h 内），用两种方法重复测定每个标本，记录实验数据。④如果观察到偏倚存在，确定偏倚和干扰物浓度两者之间的效应关系。

4. 数据分析　根据参考方法（或比较方法）测定的两组结果绘制偏倚图，从绘制的数据图中可目视检查出来是否有干扰存在，再分析测试组和对照组数据，评价其是否有系统偏倚，如果有，计算测试组和对照组平均值结果之间的差值，并与干扰标准进行比较。然后确定干扰能否被排除或者需要进一步的研究。

【实验重点和难点】

1. 干扰模型的构建　临床标本中不一定所有标本仅存在单一成分的干扰，常常伴随的是混合干扰成分的出现，干扰物之间以及干扰物与血标本物质之间都可能发生协同干扰效应，因此如何区分干扰成分、如何对混合干扰进行分析和排除是检验工作人员必须面对的问题。构建干扰模型时，干扰成分的添加并不是随意或者随机的，需遵从一定的原则，包括分析浓度的确定与干扰物浓度的确定。

（1）单一干扰模型的构建：纯品干扰物的选择和获得是制备干扰模型的基础。基础样本中待测物浓度应选择在多个医学决定水平上。加入干扰物的终浓度应达到临床认可的溶血、脂血及黄疸标本标准。尽量减少加入干扰物对基础样本的稀释。

（2）混合干扰模型的构建：包括配对干扰或溶血、脂血及黄疸三者联合干扰模型，要求同单一干扰模型构建。

2. 对照组标本的选择　任何实验都需要有对照组来说明该实验的可行性与科学性。干扰评价人员应明晰对照组该如何选取以及选取的目的和原则。

3. 统计分析与判断　在确定一个物质是否存在干扰前，评价者必须首先确定所得到的结果有无统计学意义。重复次数要足够，这样才能保证试验中能检出有临床意义的干扰。评价者还要决定一位病人结果偏倚多大时才有临床意义，举例说明：医生认为肾移植病人血清中肌酐浓度发生 18 μmol/L 的改变就可以怀疑有肾排斥现象，病人多种治疗药物或各种代谢产物的干扰程度可能造成肌酐结果偏差超过 18 μmol/L，所以实验室就应将肌酐测定的干扰值控制在 18 μmol/L 以内，18 μmol/L 就是最大允许干扰值 d_{max}，这个允许偏倚的值也可以称参考干扰限或者干扰标准。统计分析时无效假设是没有干扰被检验到，有效假设是指有干扰存在。

【预期实验结果与评价】

1. 配对差异实验方案　在“配对差异”实验方案中，如果点估计 d_{obs} 值小于或等于临界值 d_c，可以得出某种物质引起的偏倚小于 d_{max}；否则，接受有效假设，说明由该物质引起干扰的假设成立。

2. 剂量效应实验方案　在“剂量效应”实验方案中，干扰效应图上回归线斜率代表每单位干扰物的偏倚。若干扰效应图上回归线的斜率是正的，实验显示该物质引起一个正的干扰，否则为负干扰。利用“剂量效应”评价干扰时，也可对分析物和干扰物进行联合评价。通过干扰物的浓度和分析物的浓度在检测过程中有组织的设置，能将两个或更多潜在的干扰物有效地同时检测。单一成分的干扰效应则可通过单因素分析方法评估。联合评价可提高效率和得到更多的信息，干扰物之间及干扰物与分析物之间的相互作用也能够被评价，不足之处是标本准备更加复杂，有可能会增加人为误差。

3. 用病人标本作偏倚分析　参见图 4-2“用患者标本做偏移分析”四个可能的干扰结果：图 A 为相对于对照组的正偏倚：测试组数据相对于对照组显示正偏倚，提示干扰可能由测试标本的某些组分引起。图 B 为成比例的方法偏倚：测试组和对照组都显示出正的偏倚，不能提示是干扰因素引起。图 C 为相对于对照组的负偏倚：测试组和对照组的置信区间明显不同。测试组偏倚的下限和对照组的平均偏倚的差值，与干扰标准进行比较，可用于评价是否存在有临床意义的干扰。图 D 为相对于对照组没有偏倚：测试组的平均偏倚相对于对照组只有很小的偏倚，其差异无统计学意义。

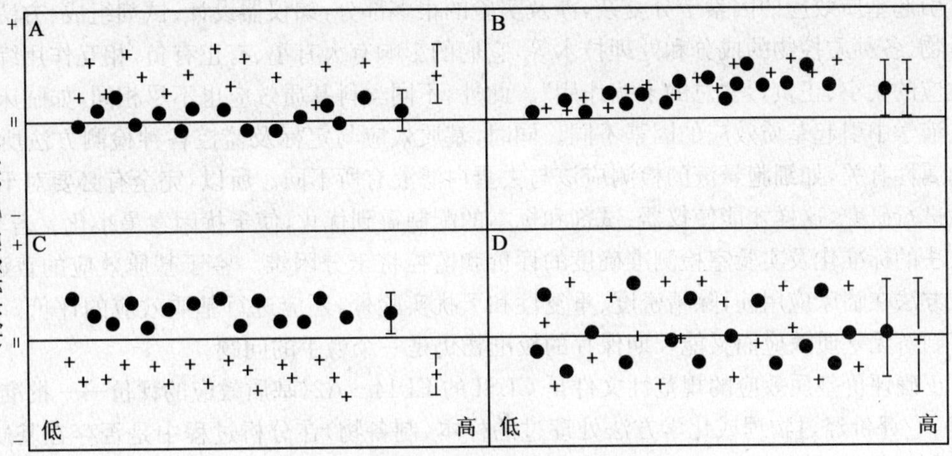

图 4-2　"用患者标本做偏倚分析"四个可能的干扰结果

＋为测试组，●为对照组，I 为±$2s_{y,x}$

拓展知识 4-2

（张　琼）

实验二十五　基质效应对生化检测结果的影响

【研究背景】

基质效应(matrix effect)的研究始于 1974 年全酶法测胆固醇，在此之前胆固醇一直使用化学法测定，除了一些已知的干扰因素外尚未提及基质效应问题，到 1979 年 Cooper 指出胆固醇酶法中校准品与病人血清的反应性不同，可使胆固醇测定值偏低 5%～7%，是校准品与病人血清标本中除胆固醇以外的所有其他成分也就是基质(matrix)不同导致的分析误差，又称基质偏差(matrix bias)。美国临床及实验室标准化协会(CLSI)的基质效应定义是：①标本中除分析物以外的其他成分对分析物测定值的影响；②基质对分析方法准确测定分析物的能力的干扰。广义来说，基质效应也应包括已知的干扰物(胆红素、血红蛋白、抗坏血酸等干扰物)，但目前只将基质效应限于生物材料中未知或未定性的物质或因素(如黏度、pH 等)的影响。

基质效应是影响检验结果准确性的一个重要原因。在临床检验工作中使用的制备物(processed material)包括：参考物质、校准品、室内质控物以及室间质量评价(external quality assessment scheme，EQAS)和能力验证(proficiency testing，PT)使用的质控物不具有实验室常规分析的新鲜标本那样的性质，使在新鲜标本检测中一般看不到的偏差却经常在 EQAS 质控物、室内质控物和定标材料中出现，这不仅造成检验结果偏差，还使以 PT 结果来评价实验室检测准确度的 EQAS 活动得出不正确的结论，甚至出现不当的行政处理与医疗纠纷。因此基质效应自发现以来受到越来越广泛的关注，研究范围也不断扩大，不仅对胆固醇测定中的基质效应作了深入探讨，还有不少研究对三酰甘油(TG)、脂蛋白胆固醇(HDL-C 与 LDL-C)及载脂蛋白(Apo AI 与 Apo B)等测定中的基质效应进行分析。

引起基质效应的因素十分复杂，涉及实验的很多部分：如仪器设计、试剂组成、方法原理以及参考物、各种质控物的成分和处理技术等，它们的影响有大有小、有正有负，相互作用综合形成基质效应的大小、正负，是“总的干扰作用”。此外，不同学科基质效应也不尽相同，如临床生物化学和血液学中引起基质效应的因素不同。同时，基质效应与定标及监控各种检测方法所用材料本身的属性有关，如细胞悬液的检测应该与去蛋白滤液有所不同。所以，完全有必要对干扰因素的特性进行研究，这样才能使仪器、试剂和标本的配制得到优化，使干扰因素最小化。若非如此，检测方法的标准化及实验室检测准确度的评价和监控将十分困难。鉴于基质效应的普遍存在，一种新方法在临床应用前，除精密度、重复性和干扰实验外，还应进行基质效应的评价。但是目前如何制备无基质效应而又能长期保存的校准物仍是一个棘手的问题。

正确评价基质效应的规范性文件是 CLSI 的 EP14－A2《基质效应的评价——批准指南》(第 2 版)，它评价经过物理或化学方法处理过的样本(制备物)在分析过程中是否存在基质效应，其需要参考方法或决定方法，操作繁琐、运算复杂，是 CLSI 的 EP7－A2《临床化学中的干扰试验——批准指南》(第 2 版)的补充文件。在这里要认识到基质效应与干扰作用是有区别而又相关的一对概念，它们在各自的关注点、评价方法、判断是否存在的标准及偏差大小上是不同的。另外也可以通过回收实验评价基质效应，它是评价分析方法是否受样品或校准品基质效应的影响，操作、运算、结果判断都简单。通过回收实验或 EP14－A2 方案评价各种制备物是否存在基质效应及其大小，不仅可以帮助实验室工作人员、仪器校准人员和诊断试剂厂商，也可以帮助卫生管理部门以及公众对基质效应的影响有更深刻的认识。

减少或消除基质效应是评价基质效应的最终目的，其主要措施是 Naito 等(1993 年)提出的，至今仍有参考价值，包括：①改进室间质评样品，使其作用更像新鲜人血清；②改进仪器设计及试剂组成，③选择方法及方法学参数，使其适应性更强，且轻易把握，对制备物(校准物、室间质评样品与质控物)基质的确切性质不敏感。

【研究目的】

通过实验研究掌握基质、基质效应的概念及其对生化检测结果的影响。熟悉利用回收实验与 EP14－A2 评价基质效应的方法。了解基质效应的应对措施。

【实验方案设计】

（一）回收实验方案

1. 配对试验样品准备　按图 4－3 回收实验配对实验样品准备示意图准备。

2. 计算分析物加入量。

3. 测量试验样本与对照样本中分析物浓度。

4. 计算百分回收率。

5. 依据评判标准判断是否存在基质效应。

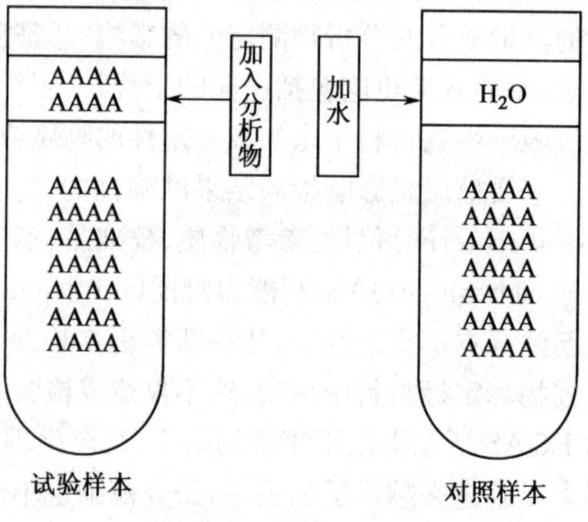

图 4－3　回收实验配对实验样品准备示意图

A：被测分析物，H_2O：水

（二）EP14－A2 评价方案

1. 基质效应评价的前提　首先明确基质效应评价的前提，即①通常认为新鲜(或冰冻)血清无基质效应；②决定性方法或参考方法无基质效应。

2. 选定被评价方法(常规方法)。

3. 选定比较方法(参考方法)。

4. 选定制备物,如定标物或质控物。

5. 准备新鲜(或冰冻)血清标本。

6. 检测 按照一定程序,用比较方法和被评价方法同时进行制备物和新鲜血清标本的被测分析物检测。

7. 数据分析 通过数据分析,发现存在基质效应,则需进一步评价基质偏差的大小。

拓展知识 4-3

8. 减少或消除基质效应措施。

基质效应评价过程见图 4-4。

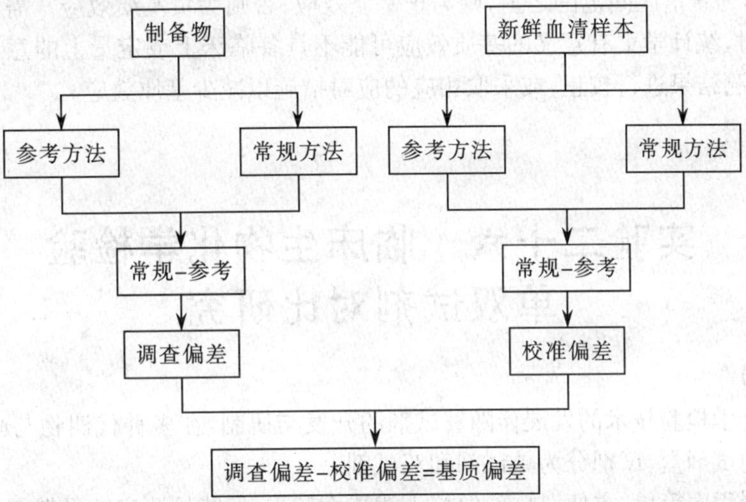

图 4-4 基质效应评价过程

【实验的重点与难点】

1. 回收实验方案 实验研究过程中,实验样本数量应根据分析物及分析方法特点定;加入分析物的量不能对原始新鲜样本的稀释超过 10%;加入的分析物浓度,通常应足量,终浓度应达到医学决定水平;加样要准确,避免操作误差干扰结果判断;通常重复测定每个样本两次,应按照一定顺序测定;如果添加的分析物量相对于原样本中分析物低,应增加样本的重复测定次数;计算每个样本的回收率,如果差异较大,可能是方法的不精密性造成的,需要通过更多次的重复测定解决此问题;试验得到的误差要和可允许的误差相比较来判断结果,目前允许的误差范围参考美国临床实验室修正法规 1988(CLIA'88)的规定。

2. EP14-A2 评价方案 实验研究中,比较方法的选择应满足 EP14-A2 文件的要求;选择的新鲜(或冰冻)标本,其浓度或活性要比较均匀地覆盖制备物的浓度范围,可参见 EP9-A2 文件中推荐范围及数量;新鲜(或冰冻)标本要具有代表性(比如来自健康人群及病人),避免使用那些含有已知的干扰物而不适于分析的标本;选取及测定新鲜(或冰冻)标本时要注意生物安全防护;以比较方法分析新鲜(或冰冻)标本,期间随机插入制备物;与被评价方法在同一时间段分析这些新鲜(或冰冻)标本和制备物,实验重复 3 次,最好每次都分别定标;制备物和新鲜标本 −70℃冷冻保存，以备数据分析后有问题再行检测；数据统计分析要首先剔除离群点，剔除规则可以参考最新版 EP9－A2 文件，剔除的结果必须立即补做，补足每个样品也应有 3 个结果；数据直线回归分析时，结果分布不足以判断是否线性，必要时要增加新鲜样本量；如果呈曲线关系，不能用直线回归模式分析，这会误判基质效应的有无。

【预期实验结果与评价】

1. 回收实验方案 回收率接近 100%，在 CLIA'88 允许范围内，说明分析方法对于分析物无论在纯溶液还是在复杂基质环境中反应能力是一致的，即没有基质效应。如果回收率明显偏离 100%，超过 CLIA'88 允许范围，则表明分析方法受基质效应的影响。

2. EP14－A2 评价方案 预期与比较方法相比，可能为直线或曲线关系，如果制备物测定结果落在新鲜标本线性直线或非线性曲线 95%置信区间范围中，则认为无统计学意义上的基质效应；如果落在 95%置信区间范围之上，则为正基质效应；否则为负基质效应。需注意用质控物来评价基质效应时，统计学上有意义的基质效应可能不具备临床上或定量上的意义。通过基质偏差的测定，对检测结果进行校正，或采取相应的应对措施以减少基质效应。

拓展知识 4－4

（张 琼）

实验二十六 临床生物化学检验单双试剂对比研究

【实验背景】

临床生物化学检验技术的发展伴随着试剂的开发与研制，在多种代谢物与酶的生化测定中多采用商品化的试剂盒，试剂分为单试剂和双试剂。

单试剂检测程序简单、方便、易行，但抗干扰能力较差，可能给测定结果带来比较大的分析误差。这些干扰因素一方面来源于标本因素，如脂浊、黄疸或溶血等，另一方面来源于体内存在的一些内源性或外源性物质，例如，三酰甘油（TG）单试剂测定中，游离甘油的存在会导致检测结果偏高。

双试剂测定方法既保留了单试剂测定方法的优点，又具备了自身明显的特点：①提高了抗干扰反应的能力。如 ALT 实验中，待测样本与 R1 混合后预保温的第一步反应中，R1 中的 LD 能将内源性的丙酮酸转化为 L-乳酸，同时消耗 NADH，不会干扰随后的检测反应。②使测定更科学合理。在单试剂法测定 TG，测得的 TG 实际上是标本中 TG 与游离甘油的总含量。双试剂法检测中，R1 中含有的甘油激酶、抗坏血酸氧化酶、甘油-3-磷酸氧化酶及过氧化物酶在孵育过程中能有效地消除样本中游离甘油、抗坏血酸等干扰，使得加入 R2 后测得的结果真正反映标本中 TG 的含量。③稳定性能优良。酶法测定的高特异性和无污染等优点使得其在临床化学检测中的应用非常广泛，但酶的稳定性差是商品试剂生产遇到的最大技术难题。双试剂将测试反应所需成分科学地分开，保证了试剂在有效期内的稳定和测定结果的可靠，提高了测定的准确性和重复性。④酶的预活化。血清中某些诊断用酶、离体后很容易失活，例如肌酸激酶（CK），其活性基团巯基（—SH）易被氧化造成失活。R1 含有的 *N*-乙酰半胱氨酸（NAC），在延迟期可以使 CK 活化，然后通过加入肌酸磷酸启动待测反应。⑤样本空白的测定。双试剂测定程序可在 R1 与样品混合后的第一反应测出样品空白，以消除来自黄疸、溶血、脂浊等干扰。随着仪器自动化的高度发展以及各项检测指标校准品的应用产生，使得双试剂测定在自动生化分析仪上的应用变得极为简便，是目前试剂应用和研制的主体方向。

【实验目的】

本实验拟选择某一检测指标，利用临床干扰样本或模拟样本来分析对比单试剂与双试剂测定模式测定结果的差异，进一步加深对双试剂检测特性的理解。

【实验方案】

1. 双试剂测定　以底物起始的反应。操作流程见图4-5。

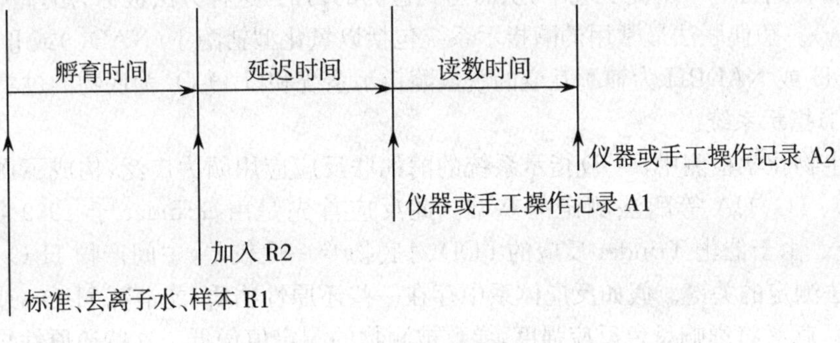

图4-5　双试剂法测定程序流程

2. 单试剂测定　以样本起始的反应。将R1和R2按一定的比例混合，配成混合应用工作液。操作流程见图4-6。

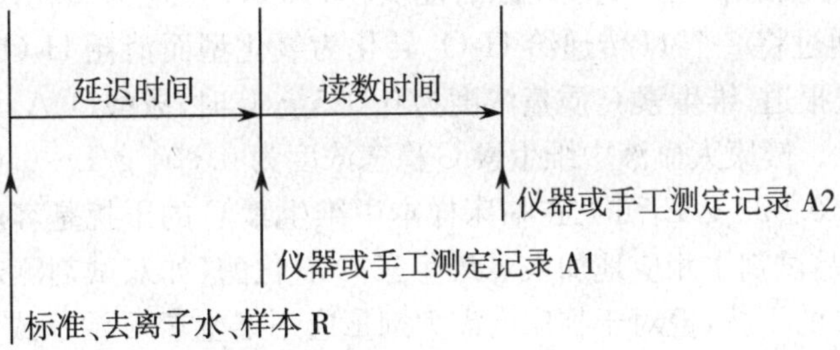

图4-6　单试剂法测定程序流程

【实验准备】

1. 确定实验项目。

2. 配制相应的R1和R2试剂　根据被分析项目实验原理及试剂要求配制相应的R1和R2，或购置相应的试剂盒。

3. 标本制备　选择具有干扰成分存在的临床样本或制作模拟标本，这是本实验的关键所在。

4. 分析物的浓度　依据临床医学决定水平选择被分析物的浓度，并根据实验室操作规范收集、处理患者样品。

【数据处理及预期评价】

记录实验数据，并进行统计学处理，比较分析单、双试剂测定结果之间是否存在统计学差异。

结合被分析项目的测定原理，对双试剂测定消除干扰的机制进行评价。

（李洪春）

实验二十七 还原性物质对过氧化物酶指示系统测定的干扰

【实验背景】

在酶法分析中，如果酶促反应的底物或产物不能直接测定或难于准确测定，必须将反应过程中某一产物偶联到另一个酶促反应中，从而达到检测的目的，这种方法被称为酶偶联法（enzyme-coupled assay）。酶偶联法最常用的酶指示系统包括以氧化型辅酶Ⅰ（NAD^+）或Ⅱ（$NADP^+$）与还原型 NADH 或 NADPH 为辅酶互变的脱氢酶指示系统和以 H_2O_2 为底物的过氧化物酶（peroxidase，POD）指示系统。

在临床生物化学检测中，POD 指示系统的酶偶联反应应用颇为广泛，构成了血糖（Glu）、总胆固醇（TC）、TG、UA 等酶法测定的基础。此反应首先是由 Trinder 于 1969 年提出，故名 Trinder 反应。由于催化 Trinder 反应的 POD 对底物专一性较差，中间产物 H_2O_2 的多少与稳定是本类方法测定的关键。假如反应体系中存在一些还原性物质，能消耗 H_2O_2，或与色原性物质竞争 H_2O_2，就必将影响呈色反应强度，导致被测物的测定值偏低。这些还原性物质包括抗坏血酸、谷胱甘肽（GSH）及胆红素等，此外还有一些临床治疗使用的还原性药物，如多巴胺、复方丹参等。

维生素 C（VitC）又称抗坏血酸，分子结构中存在的二烯醇基使其性质十分活泼，可以反复接收和放出氢原子，具有既易氧化又能被还原的性质。Trinder 反应为氧化还原反应，待测体系内的还原型维生素 C 通过将 2 个 H 传递给 H_2O_2 转化为氧化型而消耗 H_2O_2，从而影响色原基团的显色反应。有研究报道，维生素 C 质量浓度为 0.025 g/L 时，尿酸（UA）、TC、TG 的测定结果均受到明显的负干扰。健康人血液中维生素 C 稳态浓度为 0.004 g/L～0.015 g/L，使用维生素 C 治疗病人最低值为 0.022 g/L，可见在临床样本中维生素 C 的干扰是客观存在的。针对维生素 C 的干扰，一些商品试剂中相应地加入了维生素 C 氧化酶（如双试剂测定尿酸），旨在能消除待测样品中维生素 C 的干扰，但对于临床上需大剂量应用维生素 C 治疗或肾疾患引起维生素 C 排泄障碍的患者样品来说，试剂盒内的维生素 C 氧化酶浓度远不能消除还原性物质对过氧化物酶指示系统的干扰，从而影响实验室检测结果的差异，甚至出现一些难以解释的负值结果，导致临床误读。

GSH 有还原型（GSH）和氧化型（GSSG）两种形式，在生理条件下以还原型占绝大多数。GSH 干扰 POD 指示系统的机制是与 H_2O_2 发生反应生成 GSSG 和水，消耗 H_2O_2，从而影响色原性物质的呈色反应。GSH 在临床上应用非常广泛，常规静脉给药后血液 GSH 的最高浓度达 136 g/L，治疗重症患者时用药量会更高。有研究结果显示：GSH 浓度为 0.15 g/L 时，肌酐（Cr）、UA 分别下降 13.6%、10.3%；TG 在 GSH 含量为 0.45 mg/mL，TC 在 GSH 含量为 0.75 mg/mL，GLU 在 GSH 含量为 1.20 mg/mL，其结果均可降低至 10%左右；当 GSH 含量达一定浓度时，Cr、TG 结果甚至为负数。

黄疸是临床不可避免的常见样本类型。胆红素对 Trinder 反应的干扰分为光谱干扰和化学干扰。光谱干扰主要是胆红素的吸收光谱(400～540 nm)和 Trinder 反应生色基团的吸收光谱(吸收峰 505 nm)相重叠所致;化学干扰主要是高浓度胆红素破坏了 Trinder 反应的中间反应,其机理可能是胆红素作为供氢体同 POD 所催化的氧化反应进行竞争,消耗 H_2O_2 影响显色反应,从而导致负干扰。

【实验目的】

参照 EP7-A2 文件,通过不同的实施方案来探索以过氧化物酶作为指示系统的酶偶联反应中还原型物质对检测结果的干扰,旨在评估、抵消或校正还原性物质对 GLU、UA、TC、TG 等测定的干扰提供依据,提高血清这些检测物质的准确性和可靠性。

【实验方案】

目前比较公认且权威的干扰实验方案是美国临床和实验室标准化协会(CLSI)提出的 EP7-A2(临床化学中的干扰试验——批准指南第二版)实验方案,该方案利用"配对差异"实验、"剂量效应"实验、用病人标本作偏倚分析等手段分别针对不同的干扰因素进行干扰分析,以此来评价检测系统或分析方法对干扰的敏感性。

(一) 配对差异实验

1. 设计原则　"差异配对"实验方案是将潜在的干扰物(维生素 C、谷胱甘肽、胆红素等)加入到临床混合样本中,然后与未加干扰物的同一混合样本比较有无偏倚,主要用来对可能的干扰物作初步筛选。混合样本的干扰物浓度应具临床决定水平。

2. 设计要点

(1) 基础样本选择:来自健康、没有进行药物治疗的新鲜标本,应能反映标本基质和分析物特点。如无新鲜样本,可用合适的冰冻或冻干标本代替。

(2) 测试和对照样本:是在基础样本中加入一定量的干扰物或配制干扰物所用的溶剂,注意基质一致性,加入的干扰物或溶剂的体积应不超过 1/20。

(3) 测试:为平衡系统漂移,按交互顺序分析测试,测定次数一般为 3 次;如果检测系统受携带污染影响,增加额外的标本使对照标本免受来自测试标本携带污染的影响。

(4) 干扰成分的添加:并不是随意或随机的,而是遵从一定的原则进行。干扰物最低浓度的选择是本实验的关键。

(5) 建立有临床意义差别的标准(d_{max}):确定一个物质是否存在干扰,必须确定所得到的结果有统计学意义。最大允许干扰值 d_{max} 可被称为参考干扰限或者干扰标准,是统计分析时假设无效还是有效的判断标准。

3. 实验准备

(1) 确定干扰物的最低浓度:参照文件 EP7-A2 实施方案要求,结合正常人血清还原性干扰物浓度、干扰物生物半衰期及临床治疗剂量,并考虑实验的可操作性,确定干扰物的最低测试浓度和原液浓度。

(2) 选择合适的分析物浓度样本

1) 基础标本:①来自健康的、没有进行药物治疗的新鲜标本,能反应标本基质及分析物特点,也可用合适的冰冻或冻干标本代替。实验前应用 CLSI EP14-A2 文件《基质效应的评价》确认测试材料是否与临床标本相似。②计算所需标本量,考虑检测方法所需标本体积及重复测定次数。③测定基础标本中分析物的浓度并且合适的纯物质调整分析物浓度到合适水平,应避免加入分析物时引进其他物质。

2）测试标本：按照干扰物浓度要求，在基础标本中添加一定量的干扰物贮存液作为测试标本。

3）对照标本：在基础标本中添加用于制备贮存液的溶剂作为对照标本，其添加体积与测试标本相同。如果对照标本中分析物浓度与基础标本中明显的不相符，考虑溶剂为潜在的干扰物。

4. 数据处理与预期评价 进行统计学处理，计算测试标本均值和对照标本均值之间的差值（d_{obs}）和假设检验可被接受的临界值（d_c）。如果点估计 d_{obs} 值小于或等于临界值 d_c，说明某种物质引起的偏倚小于 d_{max}；否则，接受有效假设，说明由该物质引起干扰的假设成立。通过“配对差异”实验确认干扰的存在及干扰的最低浓度，为下一步的剂量效应曲线作准备。

（二）剂量效应实验

1. 设计原则 “剂量效应”实验主要用来确定干扰物浓度和干扰效应之间的关系。如果“配对差异”实验方案中分析物浓度出现干扰效应，则可通过该方案以确定干扰物在不同浓度时的干扰度。干扰物的干扰效应可有线性与非线性两种，分别采用不同的统计学方法分析获得干扰物浓度-效应曲线图。

2. 设计要点

（1）基础样本：选择同样来自健康、没有进行药物治疗的新鲜标本。干扰应该在医学决定水平浓度被评估。

（2）样本制备：制备高、低浓度及系列浓度测试共 5 个样本，注意基质一致性，加入的干扰物体积应不超过总体积的 5%。

（3）标本测定：在同一分析批内测定 5 个标本。为了平均系统漂移影响，第 1 组按照升序测定，第 2 组按降序测定，第 3 组按升序测定等。另一种是可以最小化漂移效应的方法，按照随机的顺序检测所有样本，顺序安排按照随机数字发生器或者随机数字表进行。

3. 实验准备

（1）确定干扰物浓度及配制高值原液：EP7－A2 文件选择药物最高测试浓度的原则是如果患者群体中预期的最高血药浓度未知，则可以假设药物均匀分布于 5 L 溶剂中，选择该浓度的 3 倍作为最高测试浓度。同样根据 EP7－A2 文件要求，在实验过程中尽可能小地稀释测试样本，最好不超过 5%，因此高值原液浓度至少应为实验测试浓度的 20 倍。最低测试浓度由“配对差异”实验确定。

（2）标本制备

1）基础标本：根据被分析物医学决定水平及实验所需样本量，有目的地挑选临床分析样本混合血清作为基础标本，外观要求无明显溶血、脂血、黄疸、乙肝表面抗原、HIV 阴性。

2）含干扰物高浓度标本：用基础标本稀释干扰物贮存液，制备成所需的浓度。

3）含干扰物低浓度标本：准备一组低的含平均浓度干扰物的临床标本，在大多数情况下，治疗药物、血红蛋白或胆红素可以忽略不计，低浓度标本的制备可参照对照标本的制备方法。

4）含干扰物测试标本：制备一系列包含中间浓度的干扰测试标本，以高浓度标本和低浓度标本按一定比例混合而成，通常 5 个浓度足够确定一个线性的剂量效应关系。

拓展知识 4－5

4. 数据处理与预期评价

(1) 计算:计算低浓度标本的平均值,其他各组结果中减去低浓度标本的平均值,然后进行数据分析。

(2) 绘图与分析:将结果点在干扰物浓度-效应曲线上,y 轴为获得的干扰效应,x 轴为干扰物浓度,观察剂量效应图形,一方面判断分析干扰是线性效应还是非线性效应,另一方面根据代表干扰物偏倚的回归斜率的正负来判断该物质引起正干扰还是负干扰。

(三) 用病人标本作偏倚分析

1. 设计原则　参照 CLSI 文件 EP9 - A2《用病人标本进行方法学比对和偏倚评估》挑选测试组和对照组标本,并选择合适的参考方法或特异性好的比较方法。根据参考方法(比较方法)测定值偏倚图评价是否有系统偏倚。

2. 设计要点

(1) 标本:挑选测试组和对照组标本,两组分析物分布状态要相似,来自对照组的标本必须包括在每一分析批内。

(2) 比较方法:选择合适的参考方法或特异性好的比较方法,应该用参考方法来达到此目的。如选择其他比较方法,应具有较好的精密度和特异性,最好是检测原理不同的方法。

(3) 测定:在尽可能短的时间内(通常 2 h 内),用两种方法重复测定每个标本。

3. 实验准备

(1) 选择比较方法:用对干扰物有低敏感性,具有良好特异性的检测方法作为比较方法,最好选用参考方法,如果没有合适的参考方法,可用其他合适的比较方法,如果比较方法缺乏足够的特异性,将影响最后结论的判断。

(2) 标本制备:病人标本应从有关联的或者诊断具有特定疾病的人群中选择。对照标本来自:①没有使用目标药物的病人;②潜在干扰物在正常浓度范围内。

4. 数据处理与预期评价　记录实验数据,绘制两个数据图:一是根据参考方法(比较方法)测定值绘制的偏倚图,二是根据潜在干扰物浓度绘制偏倚图。如果干扰存在,从绘制的数据图可目视检查出来,分析每组被选择的病人组合对照组数据,评价其是否有系统偏倚。如为正偏倚,提示干扰可能由测试标本的某些组分引起;如为成比例偏倚,不能提示是干扰因素引起;如为负偏倚,则要考虑测试组和对照组的置信区间是否明显不同,同时结合干扰标准,来评价是否存在有临床意义的干扰;如没有偏倚,说明差异无统计学意义。如果确认干扰存在,则计算被选择病人的结果和对照组平均值之间的差值,并与干扰标准进行比较,然后确定干扰能否被排除或者需要进一步的研究。

(李洪春)

实验二十八　生化检测系统分析性能的可接受性评价

【评价实验背景】

完成一个项目检测涉及的仪器、试剂、校准品、检验程序、质量控制、保养计划等一系列模块的组合称为检测系统,选择性能良好的检测系统是保证病人检测结果可靠性的前提,ISO 15189 实验室认可已经成为现代医学实验室发展的必经之路。随着对检验管理的完善,国内外政府机构对实验室开展的每个检验项目所应用的检测系统在分析性能方面的可接受性都做了具体的要求。

1988年美国国会通过的临床实验室修正法规(CLIA'88)中明确指出：实验室能接收病人标本、进行检验、发出报告的项目必须有具体数据和资料说明：①开展该项目检验使用什么牌号、型号的仪器，使用什么公司的试剂、校准品、具体操作程序等，②用具体实验说明该检测系统下项目的操作分析性能，③在开展检验期间，实验室如若：调换试剂厂商产品或者不同型号产品、变换校准品、操作程序作调整(如：样品用量减小、试剂用量变化、或迟缓时间缩短或计算方式变动等)，凡出现任一变动的，将视为新的系统。变动后实验室必须进行详细实验，证明其可靠性，经核实后，方可正式启用。

面对众多项目，实验室单凭自己的努力，无法完成所有项目的性能评估实验，所以生产厂商从以前只提供仪器或试剂，为保证检验质量，提供了配套试剂和校准品，也规定了操作程序，具有"溯源性"。CLIA'88规定，实验室完全按照厂商要求，使用相应配套试剂、校准品，按操作程序做检验，开展质量控制、定期保养，则该检测系统各项目的操作分析性能属"免检"。但若实验室使用其他试剂、校准品、更换操作程序等，被认可性能无效，需要对检测系统性能分析重新评价。欧共体的诊断产品认证机构对厂商明确要求其在推广和服务中必须做到：告知用户，只有使用公司提供的系列产品，方能保证得到审批认可的可靠结果。

国际标准化组织专门针对医学实验室颁布的ISO15189：2008医学实验室质量和能力的技术要求中5.3.2要素指出：应确定设备能够达到所要求的性能标准，并且符合相关检验所要求的条件。我国政府于2006年颁布《医疗机构临床实验室管理办法》强调了检测系统性能分析的重要性、必要性和有效性。长期实践说明，只有形成一个固定组合的检测系统，实验室之间的检测结果才能相比较，才能实现检验结果的互认。

从各种质量管理文件和保证检验质量考虑，新的检测仪器和检测系统进行患者标本检测前，必须结合本部门的具体条件，用实验去评价检测系统的基本分析性能。如使用配套的检测系统，仅需要对厂家声明的主要分析性能进行验证确认，包括不精密度(CV)、不正确度(偏倚，bias)和病人结果可报告范围三大性能指标。如使用原检测系统中的分析仪器，换用国产或其他进口试剂和校准品，或更改检测程序等，实验室必须对新组合的检测系统性能作全面的评价，包括不精密度、不正确度、临床可报告范围、检测限值、分析干扰、生物参考区间、稳定性和携带污染等，其中最重要的指标是不精密度和不正确度，二者结合在一起即为检测系统的不准确度或总误差(TEa)。

【评价实验目标】

实验室综合各方面需求，已选定某检测系统，初步认为它能满足实验室的应用要求，厂商提供的分析性能资料，数据和结论说明检测系统很理想，符合临床要求。但是，从保证检验质量考虑，实验室必须根据自己的具体条件，用实验去证实检测系统的基本分析性能。评价该检测系统是否与自己确立的目标或标准相符，然后来判断评价实验的成功与否。目前通常有3种目标类型：①医学目标：临床医生可接受的性能；②管理目标：保证医学检验部门的本身可接受的性能，如CLIA'88对检验项目提出的管理目标；③厂商声明：由制造商声明的性能，可以在说明书中获得。

【评价实验类型】

美国临床和实验室标准化协会(CLSI)建议指南EP19－P提出了不同类型的性能评价的方

式：①建立：由制造商进行，在产品研发阶段用来描述其操作性能特征；②证实：由制造商进行，确保其产品系统、设备、操作程序或方法在使用时如期望的那样，具有预期的结果；③确认：由制造商进行，显示特殊的性能规格和一系列满足特定的要求；④核实：由医学检验部门进行，验证所使用的系统获得预期的能力。

对于已有详细性能资料且被政府有关部门认可，实验室可只做几个基本的评估，必须做三个性能(不精密度，不准确度，病人结果可报告范围)。对于低值在临床上特别有用的项目，还须加做分析灵敏度。如实验室准备采用的检测系统，已被许多实验室广泛应用，评估时可以最少的必须实验去核实，说明可以得到和厂商报告一致的不精密度和不准确度，也能和检测系统其他用户的性能一致。

【评价实验内容】

大致上评价实验可分为三类：

1. 检测系统自身的特性　包括：①病人结果可报告范围：是评估的前提；②分析灵敏度：是检测系统的可报告定量结果的最低限，也是整个可报告范围的起点。一般常规检验项目可以不做这个性能评估，但是对于肿瘤标志物、特定蛋白质等项目一定要做。

2. 需证实的基本性能　包括：①不精密度：分批内、批间和天间的重复检测，以天间的标准差计算随机误差；②不正确度或偏倚：进行方法学比较实验，并计算系统误差；③由不精密度和不准确度估计总误差水平，判断检测系统的可接受性。

3. 检测系统中的其他内容　包括：①分析特异性。②参考区间的建立。③其他必要的性能。

【评价实验方案】

1. 不精密度(CV%)评价　不精密度反映检测系统的随机误差。国内常分为批内、批间和天间的水平，而在实际使用中临床只关心检测系统的总不精密度，国际上也推荐使用总不精密度，并且为了更好地检出偶然误差，明确提出检测系统的批内标准差应为美国的临床实验室室间质量评估允许误差(TEa)的四分之一，天间标准差应为该允许误差的三分之一。达到这样要求的检测系统，它的随机误差属于可接受的低水平。

(1) 实验方案：CLSI 文件 EP5 - A2《定量检测方法的精密度性能评价——批准指南》(第 2 版)提供了不精密度执行的评估方面的指导，采用的是 2×2×20 的实验方案，推荐 20 天每天分 2 次对同一质控进行分析，主要用于实验室自建检测系统、厂家新建立的检测系统或研究者新开发的检验方法精密度性能的评估。EP15 - A2 文件《用户对精密度和准确度性能的核实试验——批准指南》(第 2 版)提供的方案相对简单，主要用于配套检测系统厂家声明的精密度性能的核实。

(2) 评价实验要求：①分析物含量应在该项目的医学决定水平处。如对公司的检测系统作实验证实或核实，则选取分析物含量应尽量和公司采用的一致。②采用冰冻保存的样品一定要注意内含分析物的稳定；复溶冻干控制品要注意瓶间差、复溶时间以及混匀的操作手法等。③实验时按照厂商操作规程要求做好校准和实验样品一起做质量控制。

2. 不正确度(bias)评价　是衡量系统误差的评价实验。一个新的检测系统或方法在进行病人标本测定前，应和原有的检测系统或者公认的参考方法一起检测一批病人标本，了解新检测系统或方法引入后的偏倚，这样的评价实验也即方法学比对实验。根据 CLSI 推荐，可以参照文件

EP9－A2《用患者样品进行方法学比对及偏倚评估——批准指南》(第2版)和EP15－A2。

(1) 实验方案：EP9－A2方案主要用于评价同一检验项目两种测量方法之间的偏倚，要求不少于40个样本。EP15－A2方案主要用于确认或验证厂商声明的性能，该方案提供了两种程序来核实正确度：一种是用病人标本进行方法学对比，类似于EP9－A2文件，但标本数量要求至少20个；另一种是通过检测定值的参考物质来计算回收率，判断是否与厂商声明或其他规定的性能要求一致。

(2) 评价实验要点：①不少于40份病人标本，连续5天，每天8份。选择时尽可能使50%的分析物浓度不在参考区间内，不要使用对任一方法已知干扰的标本。②按顺反顺序作双份测定，两种方法都按此实验。应在2 h内测定完毕。在整个实验过程中保持实验方法和比较方法都处于完全质量控制下。

3. 病人结果可报告范围评价实验　病人标本未经任何预处理，由检验方法得到可靠结果范围为病人结果可报告范围。该范围的高、低值是检验方法所能达到的线性限，所以病人结果可报告范围可视为对系统线性范围的验证。

(1) 实验方案：参照的文件有：CLSI发布的EP6－A和美国临床病理学家协会(CAP)的设备委员会(IRC)提供的线性评价方案。EP6－A推荐一个简单的线性验证，由一个低浓度样本混合一个高浓度样本，创立一个至少五等分的稀释度，通过多项式回归分析判断线性和通过计算每个浓度下对于线性的偏倚，与规定的允许偏倚作比较，或通过图解的方式直观说明。CAP－IRC在线性评价上也采用多项式回归理论，非线性则采用平均失拟误差。

(2)评价实验要求：①进行可报告范围实验的样品必须和真实标本具有相同的基体状态。②最好有5个或以上的系列浓度的实验样品，浓度范围遍布整个预期可报告范围。最高浓度的样品应达到可报告范围的上限。各实验样品内含分析物浓度呈等比例关系，不要呈倍比关系。③收集含低浓度分析物的病人混合样品，离心后一分为二。在一份混合样品中加入高浓度分析物贮存液(不超过1/10)使样品中分析物浓度达到高限，充分混匀后为高值(H)样品。在另一份混合样品中加入配制分析物贮存液的溶剂(与加入的贮存液等体积)，混匀后为低值(L)样品。将H和L样品按：5L、4L＋1H、3L＋2H、2L＋3H、1L＋4H、5H关系各自配制混合，形成系列评价样品。若难以收集到低限样品，可收集高值样品，用生理盐水作系列不同程度稀释，形成系列评价样品。④评价实验时要综合注意检测系统或方法的批间重现性，文件EP6－A规定：每个实验样品作4次重复测定。

4. 分析灵敏度和特异性的评价

(1) 分析灵敏度：通过空白或阴性样本的分析来检测分析灵敏度，并计算分析信号响应。如选择质控溶液，应选择基质适应的样本，排除基质效应对实验结果的误差。分析灵敏度一般被定义为一个阴性样本的5次或10次重复测试的平均结果的2～10倍的标准偏差。

(2) 分析特异性：即为潜在的分析干扰。新的检测系统在应用前，除了注意普遍的干扰，包括溶血、脂血和黄疸外，还应考虑药物或其代谢产物等其他潜在的干扰。CLSI文件EP7－A规定：一个患者的样本加或不加干扰物相比较，如有统计学差异，需将潜在的干扰物稀释后建立剂量响应曲线，并预见对临床干扰的浓度。

5. 参考区间的评价　CLIA'88要求新使用的检测系统要确认分析参考区间。如果分析物来自证实不患有某疾病的患者，根据CLSI C28－A要求至少120个或更多的样本。但大多数新的检测系统在使用说明书中已有推荐的参考区间，而临床实验室新旧检测系统之间的转换时，可以参考旧的参考区间，为了验证已建立的参考区间，需要选择最少 20 个无此疾病的患者样本做统计学分析，若检测结果的 90%或以上在参考范围内，说明参考范围是基本合适的。

6. 携带污染的评价　检测系统的清洗机械装置、稀释设备或仪器公用比色杯，使携带污染有存在的可能。CLSI EP10－A 通过分析一系列高、低样本来验证携带污染。

【Westgard 方法性能决定图】

近年来许多实验室采用 Westgard 方法性能决定图方案来评价检测系统，把不精密度(CV)和偏倚(bias)结合在一起以图像形式表达检测系统的总误差水平能否接受。评价方案中通过对检测系统的不精密度和不正确度进行评估，所得数据点画在 Westgard 方法性能决定图上，此点称为操作性能点(operating point)，代表检测系统的总误差水平，根据该点在图上的位置与要求的允许总误差(TEa)作比较，判断检测系统的分析性能可否接受。

1. 确定允许总误差(TEa)　建议采用 CLIA'88 规定的室间质评允许误差或使用推荐计算公式：

$$TEa=\pm 1/4[(\text{参考值上限}-\text{参考值下限})/\text{参考值均值}]\times 100\%$$

2. 绘制方法性能决定图　以允许偏倚为纵坐标，允许不精密度为横坐标制作 Westgard 方法性能决定图(图 4－7)，设定允许总误差为 10%，纵坐标从 0 到 TEa，横坐标从 0 到 1/2TEa。

从 Y 的 TEa 点到 X 的 1/2TEa 画一直线是偏倚%＋2CV 线，连接 Y 的 TEa 点到 X 的 1/3 TEa 是偏倚%＋3CV 线，连接 Y 的 TEa 点到 X 的 1/4TEa 是偏倚%＋4CV 线。3 条线将图分为 4 个区，分别为不符合要求性能区、临界性能区、良好性能区和优秀性能区。将每个检验项目的不精密度和偏倚结合在一起，标记在方法决定图上，可判断该项目的可接受性。

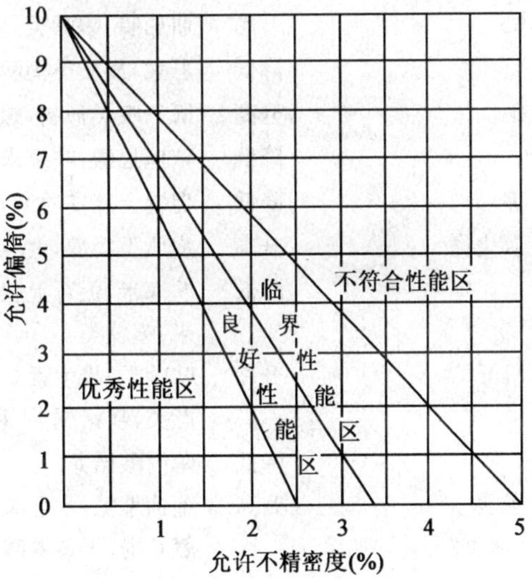

图 4－7　Westgard 方法性能决定图

3. 实验结果与处理建议　若操作性能点位于不符合要求性能区，说明方法性能不可接受；若操作性能点位于临界性能区，提示该项目必须由经验丰富的检验人员应用，注意预防性保养；若操作性能点位于良好性能区，提示该分析系统的性能一般可以接受，但需要较好的预防性保养；若操作性能点位于优秀性能区，提示它们的分析性能完全可以接受，通常使用简单的质量控制方法如 1_{3s} 规则便能很好地控制其质量。

（李洪春）

附　录

附录 1　药物对实验室检查结果的影响

检测项目	结果	对检验结果影响的药物
血清铁	升高	葡萄聚糖，避孕药，氯霉素
	降低	促肾上腺皮质激素
血清总铁结合力	升高	避孕药
	降低	促肾上腺皮质激素，氯霉素
血钙	升高	肼屈嗪，噻嗪类
	降低	肝素，皮质类固醇类，磺胺类
血钠	升高	胍乙啶类似物，螺类脂，两性霉素 B，四环素，甲氧西林
	降低	依他尼酸，呋塞米，噻嗪类，皮质类固醇类，腹泻药，醛固酮，甘草，碳酸盐
血钾	降低	促肾上腺皮质激素，皮质类固醇类，大麻，依他尼酸，呋塞米，噻嗪类
血氯化物	升高	皮质类甾醇，大麻，胍乙啶类似物，噻嗪类，克尿塞，皮质类固醇，保泰松
	降低	呋塞米，促肾上腺皮质激素，碳酸盐，醛固酮，皮质类固醇类，依他尼酸，呋塞米，噻嗪类
血肌酐	升高	呋喃类，维生素 C，甲基多巴，左旋多巴，氟烷，青霉素类，头孢菌素类，大环内酯类，喹诺酮类，利福平，奎宁，H_2-受体阻断药，解热、镇痛抗炎药
	降低	苯丙酸诺龙
血尿素	升高	葡萄聚糖，水合氯醛，大麻，醋酸己脲，胍乙啶类似物，呋塞米，磺胺类，铵盐，氨基酚，天冬氨酸，氯霉素
	降低	链霉素，氯霉素
血尿酸	升高	葡萄聚糖，左旋多巴，甲氨蝶呤，丙硫氧嘧啶，苯碱，维生素 C，促肾上腺皮质激素，水杨酸类（大剂量时可降低），肼屈嗪，甲基多巴，乙酰唑胺，醋酸己脲，呋塞米，噻嗪类，丝裂霉素，长春新碱，白消安
	降低	辛可芬，氯贝丁酯，香豆素，X 线检查造影剂，皮质类固醇类，丙磺舒，氯丙嗪，氯普噻吨，大麻，利尿剂，噻嗪类，乙酰季铵，大量水杨酸盐，吲哚美辛
血胆红素	升高	咖啡因，胆碱药物，葡聚糖，茶碱，维生素 C，烟酸（大剂量时），维生素 A，可待因，哌替啶，吗啡，X 线检查造影剂，伯氨喹，磷铵类，右旋糖酐，新生霉素，组氨酸，利福平，酪氨酸，肾上腺素，左旋多巴，苯氮吡啶，氨基酚，异丙肾上腺素，甲基多巴，苯乙肼

续表

检测项目	结果	对检验结果影响的药物
	降低	巴比妥类
血葡萄糖	升高	咖啡因,葡聚糖,苯妥英钠,维生素C,促肾上腺皮质激素,皮质类固醇类,雌激素,甲状腺素,氯丙嗪,大麻,肼屈嗪,利血平,氯噻酮,依他尼酸,萘啶酸,呋塞米,噻嗪类,环磷酰胺,茶碱,避孕药,右旋糖酐
	降低	胍乙啶类似剂,大麻
葡萄糖耐量	降低	苯妥英钠,促肾上腺皮质激素,蛋白同化雄性激素类固醇,利尿剂,氯丙嗪,氯噻酮,依他尼酸,呋塞米,噻嗪类,胰岛素,β-受体阻断剂,肼屈嗪,四环素,异烟肼,左旋多巴
血胆固醇	升高	维生素A,维生素D,维生素C,苯妥英钠,雄激素,辛可芬,磺胺药,噻嗪类,普马嗪,氯丙嗪,碘化物,氯丙嗪,皮质类固醇,溴化物
	降低	四环素,红霉素,异烟肼,氯贝丁酯,尿嘧啶,硝酸盐,亚硝酸盐,硫唑嘌呤,卡那霉素,新霉素,考来烯胺,雌激素,甲状腺激素
蛋白结合碘	升高	雌激素,甲状腺激素
	降低	苯妥英钠,促肾上腺皮质激素
T_4	升高	左旋多巴,蛋白同化雄性激素类固醇,雌激素,甲状腺激素,苯妥英钠
	降低	肝素,丙硫氧嘧啶,促肾上腺皮质激素,水杨酸盐类,利血平
T_3 吸收	升高	苯妥英钠,肝素,蛋白同化雄性激素类固醇,保泰松,水杨酸盐类
	降低	丙硫氧嘧啶,雌激素,氯氮䓬
血淀粉酶	升高	胆碱药物,促肾上腺皮质激素,可待因,哌替啶,吗啡,噻嗪类,避孕药,硫唑嘌呤,皮质类固醇,地塞米松,依他尼酸,呋塞米,苯乙双胍,曲安西龙,促胰酶素,氮盐与氟盐
	降低	草酸盐,枸橼酸盐
血脂肪酶	升高	可待因,吗啡,哌替啶,醋甲胆碱,胆碱能药物,吲哚美辛,促胰酶素,牛黄胆酸盐,甘氨胆酸盐
	降低	胆红素,钙离子
血三酰甘油	升高	胍乙啶,保泰松,可的松,碳酸盐,可乐定,甲氧氟烷,四环素
	降低	氯贝丁酯,呋塞米,甘露醇
二氧化碳结合力	升高	碳酸盐,醛固酮,皮质类固醇,依他尼酸
	降低	甲氧西林,呋喃妥因,四环素,氨苯蝶啶,苯乙双胍,副醛,二巯基丙醇
乳酸脱氢酶	升高	哌替啶,吗啡,大麻,可待因
	降低	氯贝丁酯,维生素C
血总蛋白	升高	X线检查造影剂,葡聚糖,酚磺肽,氯贝丁酯,右旋糖酐,脂肪乳剂,氯化铵,氨基酸类药物,阿司匹林,促肾上腺皮质激素,皮质类固醇,雄激素,血管紧张素
	降低	抗癫痫类药物,青霉素,利福平,三甲双酮
血清蛋白	升高	脂肪乳剂,维生素C,氯丙嗪,黄体酮,呋塞米,秋水仙碱

续表

检测项目	结果	对检验结果影响的药物
	降低	肝素钠,青霉素,阿司匹林,磺胺类,氯丙嗪,甲氨蝶呤,异烟肼,吩噻嗪类
尿糖	升高	皮质类固醇,吲哚美辛,异烟肼,过期四环素,阿司匹林,对氨基水杨酸,头孢噻吩钠,头孢噻啶,水合氯醛,辛可芬
	降低	维生素 C,左旋多巴,非那宗吡啶
尿 17-酮类固醇	升高	噻嗪类,奎尼丁,司可巴比妥,螺内酯,夹竹桃霉素,氨苯甲基
	降低	氯氮䓬,雌激素,避孕药,酚噻嗪类,利血平,甲丙氨酯,丙磺舒,普马嗪
尿 17-羟皮质类固醇	升高	乙酰唑胺,水合氯醛,氯氮䓬,甲丙氨酯,奎宁,螺内酯,利普马嗪,秋水仙碱,红霉素,夹竹桃霉素,副醛
	降低	雌激素,避孕药,酚噻嗪类,利血平
香草基杏仁酸	升高	阿司匹林,土霉素,青霉素,非那宗吡啶,磺胺类,愈创甘油醚,唛酚生
	降低	普马嗪类,甲基多巴,丙咪嗪,氯贝丁酯,胍乙啶类似物,单胺氧化酶抑制剂
尿 5-羟吲哚醋酸	升高	乙酰苯胺,非那西丁,唛酚生,利血平,愈创甘油醚
	降低	普马嗪类,异烟肼,甲基多巴,异丙嗪,乌洛托品,氯丙嗪,丙米嗪,单胺氧化物抑制剂
尿蛋白	升高	金、砷、锑化物,头孢噻吩钠,头孢噻啶,磺胺甲噁唑,甲苯磺丁脲
尿肌酐	升高	维生素 C,皮质类固醇,左旋多巴,甲基多巴,硝基呋喃类
	降低	雄激素,合成性固醇类药物,噻嗪类
尿钙	升高	雄激素,合成性固醇类药物,考来烯胺,皮质类固醇,维生素 D,甲状旁腺素注射剂
	降低	植酸钠,噻嗪类

（马 洁）

附录 2　临床生物化学检验常用缓冲溶液的配制

1. 氯化钾/盐酸缓冲溶液(每种混合液用蒸馏水加至 200 mL)

pH(20℃)	0.2 mol/L KCl 溶液(mL)	0.2 mol/L HCl 溶液(mL)
1.0	50	97
1.2	50	64.5
1.4	50	41.5
1.6	50	26.3
1.8	50	16.6
2.0	50	10.6
2.2	50	6.7

2. 甘氨酸-氯化钠/盐酸缓冲溶液

pH(18℃)	0.1 mol/L 甘氨酸- NaCl 溶液(mL)	0.1 mol/L HCl 溶液(mL)
1.15	10.0	90.0
1.25	20.0	80.0
1.42	30.0	70.0
1.65	40.0	60.0
1.93	50.0	50.0
2.28	60.0	40.0
2.61	70.0	30.0
2.92	80.0	20.0
3.34	90.0	10.0

3. 柠檬酸钠/盐酸缓冲溶液

pH(18℃)	0.1 mol/L 柠檬酸钠溶液(mL)	0.1 mol/L HCl 溶液(mL)
1.17	10.0	90.0
1.93	30.0	70.0
2.97	40.0	60.0
3.69	50.0	50.0
4.16	60.0	40.0
4.45	70.0	30.0
4.65	80.0	20.0
4.83	90.0	10.0

4. 邻苯二甲酸氢钾/盐酸缓冲溶液(每种混合液用蒸馏水加至 200 mL)

pH(20℃)	0.2 mol/L 邻苯二甲酸氢钾溶液(mL)	0.2 mol/L HCl 溶液(mL)
2.4	50.0	39.60
2.6	50.0	32.95
2.8	50.0	26.42
3.0	50.0	20.32
3.2	50.0	14.70
3.4	50.0	9.90
3.6	50.0	5.97
3.8	50.0	2.63

5. 邻苯二甲酸氢钾/氢氧化钠缓冲溶液(每种混合液用蒸馏水加至 200 mL)

pH(20℃)	0.2 mol/L 邻苯二甲酸氢钾溶液(mL)	0.2 mol/L NaOH 溶液(mL)
4.2	50.0	3.70
4.4	50.0	7.50
4.6	50.0	12.15
4.8	50.0	17.70
5.0	50.0	23.85
5.2	50.0	29.95
5.4	50.0	35.45
5.6	50.0	39.85
5.8	50.0	43.00
6.0	50.0	45.45
6.2	50.0	47.00

6. 柠檬酸钠/氢氧化钠缓冲溶液

pH(20℃)	0.1 mol/L 柠檬酸钠溶液(mL)	0.1 mol/L NaOH 溶液(mL)
5.11	90.0	10.0
5.31	80.0	20.0
5.57	70.0	30.0
5.98	60.0	40.0
6.34	55.0	45.0
6.69	52.5	47.5

7. 磷酸二氢钾/磷酸二氢钠缓冲溶液

pH(18℃)	0.067 mol/L KH_2PO_4 溶液(mL)	0.067 mol/L NaH_2PO_4 溶液(mL)
5.29	97.5	2.5
5.59	95.0	5.0
5.91	90.0	10.0
6.24	80.0	20.0
6.47	70.0	30.0
6.64	60.0	40.0
6.81	50.0	50.0
6.98	40.0	60.0
7.17	30.0	70.0
7.38	20.0	80.0
7.73	10.0	90.0
8.04	5.0	95.0

8. 巴比妥钠/盐酸缓冲溶液

pH(25℃)	0.1 mol/L 巴比妥钠溶液(mL)	0.1 mol/L HCl 溶液(mL)
7.00	53.6	46.4
7.20	55.4	44.6
7.40	58.1	41.9
7.60	61.5	38.5
7.80	66.2	33.8
8.00	71.6	28.4
8.20	76.9	23.1
8.40	82.3	17.7
8.60	87.1	12.9
8.80	90.8	9.2
9.00	93.6	6.4

9. 硼砂/盐酸缓冲溶液

pH(20℃)	0.2 mol/L 硼砂溶液(mL)	0.1 mol/L HCl 溶液(mL)
7.93	55.0	45.0
8.13	57.5	42.5
8.27	60.0	40.0
8.49	65.0	35.0
8.67	70.0	30.0
8.79	75.0	25.0
8.89	80.0	20.0

续表

pH(20℃)	0.2 mol/L 硼砂溶液(mL)	0.1 mol/L HCl 溶液(mL)
8.99	85.0	15.0
9.07	90.0	10.0
9.15	95.0	5.0

10. 甘氨酸-氯化钠/氢氧化钠缓冲溶液

pH	0.1 mol/L 甘氨酸-NaCl 溶液(mL)	0.1 mol/L NaOH 溶液(mL)
10.0	62.5	37.5
10.2	59.0	41.0
10.4	56.0	44.0
10.6	54.0	46.0
11.0	51.2	48.8
11.4	49.8	50.2
11.6	49.0	51.0
11.8	47.9	52.1
12.0	46.0	54.0
12.2	44.0	56.0
12.4	39.7	60.3
12.6	32.5	67.5
12.8	22.5	77.5

11. 硼砂/氢氧化钠缓冲溶液

pH(20℃)	0.2 mol/L 硼砂溶液(mL)	0.1 mol/L NaOH 溶液(mL)
9.23	100.0	0
9.35	90.0	10.0
9.48	80.0	20.0
9.66	70.0	30.0
9.94	60.0	40.0
11.04	50.0	50.0

12. 磷酸氢二钠/柠檬酸缓冲溶液

pH	0.2 mol/L Na_2HPO_4 溶液(mL)	0.1 mol/L 柠檬酸溶液(mL)
2.2	4.0	196.0
2.4	12.4	187.6
2.6	21.8	178.2
2.8	31.7	168.3

续表

pH	0.2 mol/L Na_2HPO_4 溶液(mL)	0.1 mol/L 柠檬酸溶液(mL)
3.0	41.1	158.9
3.2	49.4	150.6
3.4	57.0	143.0
3.6	64.4	135.6
3.8	71.0	129.0
4.0	77.1	122.9
4.2	82.8	117.2
4.4	88.2	111.8
4.6	93.5	106.5
4.8	98.6	101.4
5.0	103.0	97.0
5.2	107.2	92.8
5.4	111.5	88.5
5.6	116.0	84.0
5.8	120.9	79.1
6.0	126.3	73.7
6.2	132.2	67.8
6.4	138.5	61.5
6.6	145.5	54.5
6.8	154.5	45.5
7.0	164.7	35.3
7.2	173.9	26.1
7.4	181.7	18.3
7.6	187.3	12.7
7.8	191.5	8.5
8.0	194.5	5.5

13. 混合酸/氢氧化钠缓冲溶液(每种混合液用蒸馏水加至 200 mL)

pH(18℃)	0.04 mol/L 混合酸溶液(mL)	0.2 mol/L NaOH 溶液(mL)
1.81	100	0.0
2.21	100	10.0
3.29	100	20.0
4.56	100	30.0
5.72	100	50.0
6.80	100	52.5

续表

pH(18℃)	0.04 mol/L 混合酸溶液(mL)	0.2 mol/L NaOH 溶液(mL)
7.00	100	55.5
7.24	100	60.0
8.69	100	65.0
9.15	100	70.0
9.62	100	75.0
10.38	100	80.0
11.20	100	85.0
11.58	100	90.0
11.82	100	95.0

14. 醋酸钠/醋酸缓冲溶液

pH(18℃)	0.2 mol/L NaAc 溶液(mL)	0.2 mol/L HAc 溶液(mL)
3.6	7.5	92.5
3.8	12.0	88.0
4.0	18.0	82.0
4.2	26.5	73.5
4.4	37.0	63.0
4.6	49.0	51.0
4.8	59.0	41.0
5.0	70.0	30.0
5.2	79.0	21.0
5.4	86.0	14.0
5.6	91.0	9.0
5.8	94.0	6.0

15. 咪唑/盐酸缓冲溶液(每种混合液用蒸馏水加至 100 mL)

pH(25℃)	0.2 mol/L 咪唑溶液(mL)	0.1 mol/L HCl 溶液(mL)
6.2	25.0	43.4
6.4	25.0	40.4
6.6	25.0	36.5
6.8	25.0	31.4
7.0	25.0	25.4
7.2	25.0	19.6
7.4	25.0	14.6
7.6	25.0	10.2
7.8	25.0	6.6

16. 二甲基谷氨酸/氢氧化钠缓冲溶液(每种混合液用蒸馏水加至 200 mL)

pH(20℃)	0.1 mol/L 二甲基谷氨酸溶液(mL)	0.2 mol/L NaOH 溶液(mL)
3.2	20.0	1.4
3.6	20.0	4.1
4.0	20.0	6.5
4.4	20.0	7.9
4.8	20.0	8.7
5.2	20.0	9.7
5.6	20.0	11.0
6.0	20.0	12.8
6.4	20.0	14.8
6.8	20.0	17.5
7.2	20.0	18.4
7.6	20.0	18.8

17. 二甲氨基乙胺/盐酸缓冲溶液(每种混合液用蒸馏水加至 100 mL)

pH(20℃)	1 mol/L 二甲氨基乙胺溶液(mL)	0.1 mol/L HCl 溶液(mL)
5.6	5.0	94.3
5.8	5.0	91.7
6.0	5.0	88.0
6.2	5.0	83.3
6.4	5.0	77.9
6.6	5.0	72.0
6.8	5.0	66.6
7.0	5.0	61.9
7.2	5.0	58.1
7.4	5.0	55.3
8.6	5.0	45.4
8.8	5.0	42.8
9.0	5.0	39.2
9.2	5.0	34.7
9.4	5.0	29.3
9.6	5.0	23.6
9.8	5.0	19.0
10.0	5.0	13.1
10.2	5.0	9.2
10.4	5.0	6.2

18. 三羟甲基氨基甲烷(Tris)/盐酸缓冲溶液(每种混合液用蒸馏水加至 100 mL)

pH(23℃)	pH(37℃)	0.2 mol/L Tris 溶液(mL)	0.1 mol/L HCl 溶液(mL)
7.20	7.05	25.0	45.0
7.36	7.22	25.0	42.5
7.54	7.40	25.0	40.0
7.66	7.52	25.0	37.5
7.77	7.63	25.0	35.0
7.87	7.73	25.0	32.5
7.96	7.82	25.0	30.0
8.05	7.90	25.0	27.5
8.14	8.00	25.0	25.0
8.23	8.10	25.0	22.5
8.32	8.18	25.0	20.0
8.40	8.27	25.0	17.5
8.50	8.37	25.0	15.0
8.62	8.48	25.0	12.5
8.74	8.60	25.0	10.0
8.92	8.78	25.0	7.5
9.10	8.95	25.0	5.0

19. 2-氨基-2-甲基-1,3-丙二醇/盐酸缓冲液(每种混合液用蒸馏水加至 100 mL)

pH(23℃)	0.1 mol/L AM2P 溶液(mL)	0.1 mol/L HCl 溶液(mL)
7.8	50.0	43.9
8.0	50.0	41.6
8.2	50.0	38.4
8.4	50.0	34.8
8.6	50.0	30.7
8.8	50.0	23.3
9.0	50.0	17.7
9.2	50.0	13.3
9.4	50.0	9.2
9.6	50.0	5.2
9.8	50.0	4.1
10.0	50.0	2.3

20. 碳酸钠/碳酸氢钠缓冲溶液

pH(20℃)	0.1 mol/L Na_2CO_3 溶液(mL)	0.1 mol/L $NaHCO_3$ 溶液(mL)
9.16	10.0	90.0
9.40	20.0	80.0
9.51	30.0	70.0
9.78	40.0	60.0
9.90	50.0	50.0
10.14	60.0	40.0
10.28	70.0	30.0
10.53	80.0	20.0
10.83	90.0	10.0

（马　洁）

附录 3 常用玻璃量器标称容量的允许误差标准(mL,20℃)

容量(mL)	量瓶				吸管				有分度完全流出式微量吸管
	一等		二等		无分度单标线吸管		有分度双标线吸管		
	量入式	量出式	量入式	量出式	一等	二等	一等	二等	
2 000	±0.50	±1.00	±1.00	±2.00					
1 000	±0.30	±0.60	±0.60	±1.20					
500	±0.15	±0.30	±0.30	±0.60					
250	±0.10	±0.20	±0.20	±0.40					
200	±0.10	±0.20	±0.20	±0.40					
100	±0.10	±0.20	±0.20	±0.40	±0.08	±0.16	±0.10	±0.20	
50	±0.05	±0.10	±0.10	±0.20	±0.05	±0.12	±0.08	±0.16	
40					±0.05	±0.12	±0.08	±0.16	
25	±0.03	±0.06	±0.06	±0.12	±0.04	±0.10	±0.05	±0.10	
20					±0.03	±0.06	±0.04	±0.08	
15					±0.03	±0.06	±0.04	±0.08	
11					±0.02	±0.04	±0.03	±0.06	
10	±0.02	±0.04			±0.02	±0.04	±0.03	±0.06	
5					±0.01	±0.03	±0.02	±0.04	
4					±0.01	±0.03	±0.02	±0.04	
2					±0.006	±0.015	±0.01	±0.02	
1					±0.006	±0.015	±0.01	±0.02	
0.5					±0.006	±0.015	±0.01	±0.02	
0.25					±0.006	±0.015	±0.01	±0.02	
0.2									±0.002
0.1									±0.001

(马 洁)

附录 4　Grubbs 检验临界值 Ga,*n* 表

测定次数(*n*)	显著性水平		测定次数(*n*)	显著性水平	
	0.05	0.01		0.05	0.01
3	1.135	1.155	29	2.730	3.086
4	1.426	1.493	30	2.745	3.103
5	1.671	1.700	31	2.759	3.119
6	1.822	1.944	32	2.773	3.135
7	1.938	2.097	33	2.786	3.150
8	2.032	2.221	34	2.799	3.164
9	2.110	2.323	35	2.811	3.178
10	2.174	2.410	36	2.823	3.191
11	2.234	2.484	37	2.834	3.204
12	2.285	2.549	38	2.845	3.216
13	2.331	2.607	39	2.856	3.228
14	2.372	2.658	40	2.867	3.239
15	2.409	2.705	41	2.877	3.250
16	2.443	2.747	42	2.886	3.261
17	2.475	2.785	43	2.896	3.272
18	2.504	2.821	44	2.905	3.282
19	2.531	2.853	45	2.914	3.292
20	2.557	2.884	46	2.923	3.301
21	2.580	2.912	47	2.931	3.310
22	2.603	2.939	48	2.940	3.319
23	2.624	2.963	49	2.948	3.328
24	2.644	2.987	50	2.956	3.337
25	2.663	3.009	60	3.03	3.41
26	2.681	3.029	70	3.08	3.47
27	2.698	3.049	80	3.13	3.52
28	2.714	3.068	90	3.17	3.56
			100	3.21	3.60

（马　洁）

主要参考文献

[1] 王治国.临床检验方法确认与性能验证[M].北京:人民卫生出版社,2011.

[2] 姜旭淦.临床生物化学检验实验指导[M].北京,中国医药科技出版社,2010.

[3] 郑铁生,鄢盛恺.临床生物化学检验[M].北京,中国医药科技出版社,2010.

[4] 王治国.临床检验质量控制技术[M].2版.北京:人民卫生出版社,2008.

[5] 杨有业.临床检验方法学评价[M].北京,人民卫生出版社,2008,196－234.

[6] 冯仁丰.临床检验质量管理技术基础[M].2版.上海:上海科学技术文献出版社,2007:39－50.

[7] 叶应妩,王毓三,申子瑜.全国临床检验操作规程[M]. 3版.南京:东南大学出版社,2006.

[8] 周新,涂植光.临床生物化学和生物化学检验[M]. 3版.北京:人民卫生出版社,2005.

[9] 朱汉民,沈霞.临床实验室诊断学[M].上海科学技术出版社,2004.

[10] Easky F D, Natioral Committee for Clinical Laboratory Standards. Evaluation of matrix effects: approved. Wayne guideline(EP14－A)[S]: Clinical and Laboratory Standards Institute. 2001.

[11] 李健斋,陈文祥.血脂与脂蛋白测定中的基质效应问题[J].中华医学检验杂志,1999,22:199－202.

[12] 陈文祥,李培英,王抒,等.中华医学会检验学会血脂测定推荐方法一、血清总胆固醇测定参考方法(草案)[J].中华医学检验杂志,1995,18:114－117.

[13] 林其燧,文庆成.临床化学诊断方法大全[M].北京:北京大学出版社,1990.

中英文名词索引

郑重声明

高等教育出版社依法对本书享有专有出版权。任何未经许可的复制、销售行为均违反《中华人民共和国著作权法》，其行为人将承担相应的民事责任和行政责任；构成犯罪的，将被依法追究刑事责任。为了维护市场秩序，保护读者的合法权益，避免读者误用盗版书造成不良后果，我社将配合行政执法部门和司法机关对违法犯罪的单位和个人进行严厉打击。社会各界人士如发现上述侵权行为，希望及时举报，本社将奖励举报有功人员。

反盗版举报电话　(010) 58581897　58582371　58581879

反盗版举报传真　(010) 82086060

反盗版举报邮箱　dd@hep.com.cn

通信地址　北京市西城区德外大街4号　高等教育出版社法务部

邮政编码　100120

短信防伪说明

本图书采用出版物短信防伪系统，用户购书后刮开封底防伪密码涂层，将16位防伪密码发送短信至106695881280，免费查询所购图书真伪。

反盗版短信举报

编辑短信 “JB，图书名称，出版社，购买地点” 发送至10669588128

短信防伪客服电话

(010) 58582300